Dr. RICHARD STÖGER
em. Assistent d. II. Med. Univ.-Klinik Wien, A-1010 Wien, Walfischgasse 10

ÄLTER WERDEN – ABER OHNE KREBS

Ein praktischer Ratgeber für eine aktive Krebsprophylaxe und für eine gezielte interne Nachbehandlung nach Tumoroperationen bzw. Bestrahlungen (Kombinierte Hyperergisierungstherapie)

von

Dr. med. RICHARD STÖGER
em. Assistent der II. Med. Universitätsklinik, Wien

Mit einem Vorwort von

Prof. Dr. Karl Heinz Kärcher
Vorstand der Universitätsklinik
für Strahlentherapie und Strahlenbiologie, Wien

1981

VERLAG WILHELM MAUDRICH
WIEN – MÜNCHEN – BERN

Printed in Austria
Druck: Ferdinand Berger & Söhne Gesellschaft m. b. H., 3580 Horn
ISBN 385 175 334 8

INHALT

VORWORT

Das vorliegende Buch stammt aus der Feder eines langjährig erfahrenen, praktizierenden, internistischen Onkologen. Die darin enthaltenen Ratschläge zur Vorbeugung einer Krebsentstehung bzw. der Ausbreitung und des Fortschreitens des Krebsleidens sind zu einem großen Teil aus der Erfahrung dieses engagierten Arztes abgeleitet. Gerade die Erfahrungsheilkunde hat in der Praxis sehr viel Positives für den Patienten geleistet, ohne hierbei auf wissenschaftlich exakte Untermauerung oder Beweise zurückgreifen zu können. Auf der anderen Seite muß man sagen, daß gerade die mit ungeheurem finanziellen Aufwand jahrzehntelange, intensive Grundlagenforschung zur Erhellung der Natur der Krebskrankheit sowie zu ihrer Bekämpfung nicht so wesentliche Fortschritte bringen konnte, insbesondere was die Prophylaxe und die Nachsorge für den Krebskranken bedeutet. Es wird in zunehmendem Maße notwendig sein, nicht nur Studierenden, sondern auch Ärzten in Ausbildung und Weiterbildung näherzubringen, daß die Krebskrankheit einer Ganzheitsbetrachtung auch bei der Behandlung bedarf, und gerade dieser Tatsache trägt das Buch von Herrn Dr. STÖGER Rechnung. Diätetische Ratschläge, Verhaltensweise in psychologischer Hinsicht, praktikable ärztliche Vorbeugungs- und Behandlungsmodelle helfen den Krebsgefährdeten, Risikopatienten, wie auch den Operierten, Bestrahlten oder Chemotherapierten in der Nachsorge von vielen verschiedenen Richtungen her, die allgemeine Resistenz des Organismus gegen die Krebskrankheit zu steigern und damit die Zukunftsaussichten zu bessern.

Wien, Oktober 1980.

K. H. KÄRCHER

EINFÜHRUNG

Vor über 30 Jahren habe ich eine Publikation: „Vorschlag zu einer leicht durchführbaren Krebsprophylaxe“ veröffentlicht. Darin wird zur Bekämpfung der allgemeinen Krebsbereitschaft erstmals die ständige Einnahme kleiner Dosen Schilddrüsenhormon empfohlen.

Die letzten Jahrzehnte haben leider keine entscheidende Verbesserung der therapeutischen Ergebnisse der Krebserkrankung erbracht. Jedoch ist ein erfreuliches Umdenken in gewissen Belangen des Krebsproblems festzustellen: Es wird heute fast allgemein anerkannt, daß der Krebs eine Allgemeinerkrankung (mit allgemeiner Krankheitsbereitschaft) ist, eine Vorstellung, die vor 30 Jahren nur vereinzelt Zustimmung gefunden hat. Außerdem wurde generell eine interne Nachbehandlung nach einer Krebsoperation oder Bestrahlung als obligate Maßnahme im Forderungskatalog einer modernen Krebstherapie aufgenommen.

So war es möglich, die empfohlene Schilddrüsenhormon-Anwendung weiter auszubauen und im vorliegenden Buch eine weiterentwickelte Fortsetzung vorzustellen.

Ich habe mich bemüht, allgemein verständlich zu sein und die medizinischen Fachausdrücke sogleich anschließend in Klammer vereinfacht zu erklären.

Auch war ich bestrebt, das Buch möglichst praxisnah zu gestalten: d. h., die Vorstellungen und Maßnahmen, die im Lauf der Jahre keine positiven Resultate erbrachten, zu übergehen oder abzulehnen und in der allgemeinen Lebensführung nicht nur Verbotstafeln aufzustellen, sondern auch Möglichkeiten anzubieten, die für den Normalverbraucher annehmbar und trotzdem erfahrungsgemäß und theoretisch vertretbar sind.

Da die Ernährung, wie überhaupt die Lebensweise, auch maßgeblich in das Blickfeld der Krebsbekämpfung gerückt wurde, konnte eine aktive Krebsverhütung, die außer einer bestimmten Medikamentenzufuhr die gesamte Lebensführung erfaßt, ausgearbeitet werden. Durch die Entwicklung neuer Arzneimittel war es außerdem möglich, ein pathogenetisch fundiertes (auf der Krankheitsentstehung beruhendes) Modell einer gezielten internen Nachbehandlung nach Krebsoperationen bzw. Bestrahlung zu entwickeln.

Die ersten praktischen Erfolgsziffern übertrafen die bisher im Schrifttum mitgeteilten Behandlungsergebnisse.

So ist zu hoffen, daß diese neuen Methoden (aktive Krebsverhütung und gezielte Nachbehandlung, die in diesem Buch beschrieben werden) bei konsequenter Durchführung einen kleinen Schritt vorwärts in der Lösung des schwierigen Krebsproblems möglich machen und damit helfen, bei vielen Menschen die Krebsangst abzubauen und beitragen, mit gewisser Wahrscheinlichkeit die Zahl der von der Krebskrankheit Geretteten zu vergrößern.

Wenn auch die derzeit zur Verfügung stehenden Erfolgsziffern noch zu klein sind und ohne Randomisierung, d. h. nur im Vergleich mit anderen Zahlen aus der Literatur erhoben wurden, und die Zeit noch zu kurz ist, um einen eindeutigen Beweis für eine gesicherte Verbesserung der Krebstherapie vorlegen zu können, so dürften doch die theoretisch begründeten Überlegungen sowie die Ungefährlichkeit der neuen Wege und die erfreulichen Ergebniszahlen aus der Praxis die Empfehlung der vorgeschlagenen Maßnahmen rechtfertigen.

In diesem Sinne möge das vorliegende Buch verstanden werden: Es soll auf Fragen einer möglichen modernen Krebsverhütung Auskunft geben und über allgemeine Gesundheitsregeln sowie über Notwendigkeit und Beschaffenheit einer aussichtsreichen Therapie nach einer Tumoroperation informieren.

D. h., der Krebsgefährdete soll durch die moderne Krebsprophylaxe in der Einsicht, aktive Maßnahmen gegen das Auftreten der Krebserkrankung zu unternehmen, die Krebsangst verlieren und schließlich in Ruhe seine Tage verleben können. Der Tumoroperierte soll sich mit den empfohlenen Ratschlägen und Hinweisen geborgen fühlen und nach der Entlassung aus dem Krankenhaus sich nicht wie ein Verlassener vorkommen, der nicht weiß, was er tun soll und was er nicht tun darf.

Wenn diese Zielvorstellungen einigermaßen verwirklicht werden, dann hat das Buch wünschenswert, wie ich glaube, seine zugeordnete Aufgabe annähernd erfüllt.

Abschließend darf ich Herrn Prof. Dr. K. H. KÄRCHER für seine Unterstützung meiner Neuerungsvorschläge, die im Streben nach Verbesserung der strahlentherapeutischen Ergebnisse immer auf das Wohl der Krebspatienten ausgerichtet war, meinen verbindlichen Dank aussprechen.

Danken möchte ich ferner den Herren des Vorstandes des Vereins: „Verein zur Förderung einer aktiven medikamentösen Krebsprophylaxe und Rezidivverhütung": Herrn Ing. W. DENZEL, Herrn Gen.-Dir F. JONAK, Herrn Apotheker Mr. ph. H. BINDER, Gen.-Sekr. der Sektion Offizinapotheker in der Fédération Internationale Pharmaceutique, und Herrn Dr. P. HALBRITTER sowie allen Mitgliedern dieses Vereins für die Förderung einer gezielten Nachbehandlung nach Brustkrebsoperationen.

An dieser Stelle sei auch dem Verlag für seine hilfsbereite Zusammenarbeit bezüglich der Herstellung und Ausstattung des Buches gedankt.

Wien, November 1980.

R. STÖGER

Geleitworte zur Monographie:

„Vorschlag zu einer leicht durchführbaren Krebs-Prophylaxe"

1949 erschienen im Verlag Wilhelm Maudrich, Wien

Die Monographie von Dr. R. STÖGER, die ich mit großem Interesse gelesen habe, ist nicht nur für den Theoretiker und den Internisten, sondern auch für den Chirurgen von ganz besonderer Bedeutung. Wenn die vom Autor aufgestellte Theorie durch zahlreiche ausgedehnte Nachuntersuchungen bestätigt werden kann, dann hätten wir ein Mittel, die Ausbildung der Krebsbereitschaft zu verhindern. Wir Chirurgen hätten außerdem die berechtigte Hoffnung, durch eine Nachbehandlung mit diesem Mittel nach Entfernung des Primärtumors auch die Krebsbereitschaft zu beseitigen, dadurch das Auftreten von Rezidiven zu verhindern und damit den Prozentsatz an Dauerheilungen zu erhöhen. Es ist daher im Interesse der Menschheit zu wünschen, daß diese wichtige Frage von möglichst vielen Untersuchern nachgeprüft werde, damit wir Chirurgen bei positivem Ausfall der Untersuchungen endlich eine wirksame interne Nachbehandlung unserer wegen Krebs radikal operierten Patienten bekommen.

Wien, am 8. Oktober 1948.

Professor Dr. FINSTERER

„Die Mittel und Wege, welche wir zur Lösung der großen Welträtsel einzuschlagen haben, sind keine anderen als diejenigen der reinen wissenschaftlichen Erkenntnis überhaupt, also erstens *Erfahrung* und zweitens *Schlußfolgerung.*"

ERNST HAECKEL
„Die Welträtsel"

I. WAS IST KREBS?

Der menschliche Körper ist wie der der Tiere und Pflanzen aus Zellen aufgebaut. Die Zellen haben einen Zellkern, eine Zellflüssigkeit (Plasma) und eine die Zelle umschließende Zellhaut (Membran). Diese Bestandteile haben ihre verschiedenen Aufgaben: Aufnahme von Nahrungsstoffen, Abgabe von Schlacken sowie die Energiegewinnung.

Die aus einer einzigen Eizelle abstammenden Zellen vermehren sich durch fortwährende Zellteilung und bauen so den vielzelligen Organismus auf. Erst allmählich entwickeln sie sich zur Erfüllung ihrer endgültigen Aufgaben zu bestimmt gearteten Geweben. Sobald der erforderliche Entwicklungsgrad einer Zellgruppe erreicht ist, steht das Wachstum still, ohne daß die Wachstumsfähigkeit vollkommen erloschen wäre, wie die Gewebsneubildung nach Verletzungen (*Wundverschluß)* bzw. nach äußeren oder inneren Schädigungen zeigt. Andererseits vermehren sich gewisse Zellen auch unter völlig normalen Verhältnissen, um fortlaufend zugrundegehende Zellen im sinnvollen Gleichgewicht *(Zellmauserung)* zu ersetzen. *Alle diese Wachstumsvorgänge sind dadurch gekennzeichnet, daß sie im Dienste des Gesamtorganismus stehen und nach Erfüllung ihrer Aufgabe zum Stillstand kommen.*

Anders hingegen liegen die Verhältnisse bei der Krebserkrankung, die durch das Auftreten einer Geschwulst (Tumor bzw. Neoplasma) mit schrankenlosem Wachstum in die Umgebung ohne Rücksicht auf den Gesamtorganismus und durch Bildung von Absiedelungen in anderen Organen (Metastasen) (fast autonom — also eigenständig) *charakterisiert ist.* Diese Krebsgeschwulst besteht aus Krebszellen, die sich von Organzellen, wo der Tumor sitzt, ableiten. Stammen die Krebszellen von Deckzellen (Epithelzellen) ab, sprechen wir von einem *Karzinom.* Sie stellen den wesentlich größeren Teil der menschlichen Krebserkrankungen dar. Bösartige Tumoren aus Zwischengeweben, wie Bindegewebe, Knorpeln, Knochen und Muskeln bzw. Fettgewebe nennen wir *Sarkome.*

Es ist wichtig, hier festzustellen, daß es bisher nicht gelungen ist, mit Sicherheit eine spezifische (das ist eine nur den Tumorzellen zukommende) Eigenschaft zu entdecken. Wohl gibt es rein morphologisch (gestaltmäßig) in Form und Aussehen der Zellstruktur (Zellbeschaffenheit) *gewisse Unterschiede von den abstammenden Zellen, die sich aber nur quantitativ, also größenmäßig ausweisen.*

Die Tumorzellen sind, wie schon erwähnt, durch weitgehende Selbständigkeit in bezug auf den Gesamtorganismus gekennzeichnet. Das bedeutet natürlich eine merkbare Unabhängigkeit von nervalen (das Nervensystem betreffend) und von humoralen (Gewebssäfte betreffend) Regulationen. Auch haben sie vielfach die Leistungen, die Mutterzellen vollbringen, z. B. Hormon- oder Sekreterzeugung eingebüßt.

Bezüglich des biochemischen Aufbaues der malignen (bösartigen) Zelle seien einige wichtige Unterschiede von der normalen Zelle aufgezeigt:

Der Wassergehalt sowie die Mengen an Kalium (biologisch wichtiges Metall) sind wie in anderen rasch wachsenden Zellen (wie Embryonalzellen) vermehrt. Das höhere Nukleinsäurevorkommen — das sind hochmolekulare Stoffe, die bei der Proteinsynthese (Eiweißbildung) und Vererbung eine wichtige Rolle spielen — ist im Hinblick auf die gesteigerte Wachstumsgeschwindigkeit und die damit verbundene intensive Eiweißsynthese leicht zu verstehen. *Denn ohne Eiweißbildung keine neue Zellentstehung.*

Besonders bemerkenswert erscheint auch der vermehrte Cholesteringehalt (fettähnlicher Stoff) des Tumorgewebes. Man ist heute ziemlich sicher, daß damit auch das Wachstumstempo der Krebszellen zusammenhängt: *Je mehr Cholesterin in der Tumorzelle, desto rasanter und bösartiger ihr Wachstum. Das gleiche gilt für den vermehrten Kaliumgehalt der Krebszelle.*

Auch in der Energiegewinnung bestehen Unterschiede: Aus den mit der Nahrung aufgenommenen Stoffen werden durch zwei grundsätzliche biochemische Reaktionen Leistung und Leben der Zelle im tierischen Organismus gewährleistet: 1. Durch Glykolyse (Gärung) und 2. durch oxydativen (mit Hilfe von Sauerstoff) Abbau über den Zitronensäurezyklus (Atmung). Bei der Glykolyse wird die Glukose (Traubenzucker) durch eine Vielzahl von Fermenten (Eiweißstoffe, die chemische Reaktionen auslösen) zu Brenztraubensäure bzw. Milchsäure abgebaut. Der weitaus größere Energieanteil wird bei der anschließenden Umsetzung der Brenztraubensäure über den Zitronensäurezyklus (über die Atmung) frei.

Bei normalen Zellen überwiegt unter Sauerstoffeinfluß die Atmung (fast 100%) und nur unter Sauerstoffausschluß (anaerob) tritt die Gärung (Glykolyse) auf.

Bei der Krebszelle hingegen wird auch bei Gegenwart von Sauerstoff bis zu 50% der Energie durch Zuckervergärung in Milchsäure gewonnen (aerobe Glykolyse).

Aber auch die aerobe Glykolyse, die fälschlich nicht selten als Spezifikum (eigenständige Eigenschaft) der Krebszelle angesprochen wird, ist nicht nur in der Tumorzelle anzutreffen. Die aerobe Glykolyse kommt auch im normalen Gewebe vor, wie z. B. in der grauen Gehirnsubstanz, ja selbst im normalen Regenerationsgewebe (Narben bildendes Gewebe).

Wir verstehen dieses Verhalten, wenn wir bedenken, daß jene Zellteile, wo die innere Atmung abläuft — sie heißen Mitochondrien — in der Krebszelle deutlich vermindert sind. Wahrscheinlich ist die Krebszelle deshalb genötigt, auf den primitiveren Gärungsstoffwechsel zurückzugreifen, um die durch die verminderte Atmung reduzierte Energiegewinnung auszugleichen.

Da die Mitochondrien die stärkste Antigenwirkung haben, spricht man bei Mitochondrienverminderung von einem Antigendefizit der Krebszelle. (Antigene sind Stoffe, die im Körper die Bildung von Antikörpern anregen, um mit diesen in der sogenannten Antigen-Antikörperreaktion die Antigene abzubinden bzw. die antigentragenden Zellen unschädlich zu machen.)

Die Tumorzellen zeigen einen *ausgeprägten Pasteur-Effekt*, der besagt, daß die Glykolyse und damit das Wachstum durch die Atmung unterdrückt wird. Andererseits wird durch Glukose (Traubenzucker) die Atmung gehemmt *(Crabtree-Effekt)*. Damit wird also das Wachstum beschleunigt und erhöht.

Diese Angaben, die scheinbar nur von theoretischem Wert sind, haben aber für das bessere Verständnis der therapeutischen Maßnahmen bezüglich Zucker und Cholesterin, die später erörtert werden, eine nicht zu unterschätzende Bedeutung.

Der Übergang von einer normalen Zelle in eine maligne (bösartige) Tumorzelle erfolgt stufenweise, d. h. wir kennen gewisse *Vorstadien sogenannte Präkanzerosen. Es gibt also fließende Übergänge von der normalen Zelle zur Krebszelle, und die Grenzen, wann bereits von einer bösartigen Geschwulstzelle gesprochen werden kann, sind nicht immer klar abgesteckt.* So kann man in der nichtkrebsigen senilen Prostata (Vorsteherdrüse) atypische Epithelwucherungen, also Zellen, die sich im Aussehen kaum oder nicht von Krebszellen unterscheiden, finden. Karzinomähnliche Bilder konnten auch an der Gebärmutter und in der Schilddrüse beobachtet werden, ohne daß es, wie in der Prostata, zum ausgeprägten Bild der Krebsgeschwulst mit infiltrierendem (einwuchernden) Wachstum kam. *Man spricht von einem Carzinoma in situ,* das nur in 30—60% in das typische Bild des malignen Tumors übergeht.

Wenn die Krebszellen den Zellen, von denen sie abstammen, sehr ähnlich sind, *sprechen wir von reifen (gut differenzierten) Krebszellen, die weniger bösartig sind und nicht so rasch wachsen. Unterscheiden sich jedoch die Tumorzellen sehr erheblich von dem Mutterboden, bezeichnen wir sie als unreife Krebszellen mit meist vielen Teilungsformen (Mitosen). Dann weiß man, daß der Krebs besonders bösartig verläuft.* Mit anderen Worten, sehr unreife Tumoren verschiedenen Ursprungs gleichen in vieler Hinsicht einander mehr, als der Tumor dem Herkunftsorgan.

Nach dem Gesagten ist es verständlich, daß das Krankheitsbild der Krebserkrankung sehr verschieden ist und selbst bei gleichem Tumorsitz bei den einzelnen Patienten recht unterschiedlich abläuft. Fürs erste ist die Lokalisation, die Größe des Tumors und der feingewebliche Aufbau (die Histologie), ob reif oder unreif von großer Wichtigkeit. Außerdem ist von Bedeutung, ob bereits Metastasen (Absiedelungen) in den nächsten Lymphknoten oder in entfernteren Organen gefunden werden. Schließlich ist auch noch der Allgemeinzustand des Tumorträgers (Abwehrkräfte des Organismus) neben gewissen Eigenschaften der einzelnen Krebslokalisationen zur Beurteilung (Prognosestellung) von entscheidender Wichtigkeit.

Je kleiner und je reifer der Tumor ist und je weniger ausgebreitet die Tumorzellen sind, desto günstiger kann der weitere Verlauf (nach Operation bzw. Bestrahlung) beurteilt werden. Eindeutig steht jedoch fest, daß nur im Mikroskop, also nach Probeexzision (probeweise Gewebsentnahme vom Tumor), die Diagnose, die durch viele andere Untersuchungen wahrscheinlich gemacht werden kann, sichergestellt wird.

Zusammenfassung:

Die Krebskrankheit ist eine Allgemeinerkrankung, die im wesentlichen durch das Auftreten einer Geschwulst (Tumor) mit schrankenlosem, zerstörenden Wachstum in die Umgebung und Bildung von Absiedlungen (Metastasen) charakterisiert ist. Tumorzellen entwickeln sich aus körpereigenen Zellen, sie unterscheiden sich nur quantitativ von ihren Mutterzellen und sind weitgehend selbständig (autonom). *Krebszellen wachsen unaufhaltsam zum Schaden des Gesamtorganismus.*

II. WIE ENTSTEHT DIE KREBSKRANKHEIT?

Über die Krebsentstehung gibt es viele Theorien und Vorstellungen. Wir wollen hier nur auf das Wichtigste zum praktischen Verständnis der Krankheit bzw. der erforderlichen therapeutischen Maßnahmen eingehen. Eindeutig steht fest, daß Krebs nicht durch eine solitäre (einzige) Ursache wie eine Infektionskrankheit durch einen bestimmten Erreger, sondern durch das Zusammenwirken vieler Umstände zustandekommt. Bezüglich der Virusgenese (Krebsentstehung durch Viren) *) müssen wir festhalten, *daß der sichere Nachweis einer viralen Krebsentstehung beim Menschen bis heute nicht gelungen ist, wenn man vom Burkitt-Tumor (bestimmter Drüsenkrebs) absieht, während bei Tieren durch verschiedene Virusarten maligne Tumoren erzeugt werden können.*

Besonderes Interesse verdient in diesem Zusammenhang die Tatsache, daß manche Viren bei gewissen Tieren harmlos sind, bei anderen krebserzeugend wirken. Ähnlich führt das Adenovirus Typ 12 beim Menschen zu einer leichten Infektion der oberen Luftwege, bei Übertragung auf neugeborene Hamster und Ratten hingegen, bei denen das Abwehrsystem noch nicht entsprechend ausgeprägt ist, ruft es Krebs hervor. Im übrigen sei darauf hingewiesen, *daß sich krebsbildende (oncogene) Viren nicht von anderen Viren unterscheiden.* So wird angenommen, daß sich harmlose Viren latent (versteckt) im Körper aufhalten können und zu einem späteren Zeitpunkt eine Krebsentstehung verursachen. Es ist daher die Auffassung verständlich, daß die primäre (erste) Ursache eines im Alter auftretenden bösartigen Tumors zum Teil durch eine Virusaufnahme schon in früher Jugend bedingt sein kann. Im übrigen wissen wir auch aus der Erfahrung der menschlichen Pathologie (Krankheitslehre), daß sich einzelne Krebszellen viele Jahre im Körper völlig ruhig, d. h. symptomlos verhalten können und nicht selten lange Intervalle zwischen kanzerogener (krebserzeugender) Schädigung und dem Auftreten eines Malignoms (anderer Ausdruck für maligner Tumor) zu beobachten sind.

Ferner sei noch darauf aufmerksam gemacht, daß gewisse Stoffe, wie polyzyklische Kohlenwasserstoffe, aromatische Amine (organische Abkömmlinge des Ammoniaks) und bestimmte Metallsalze bevorzugt mit großer Sicherheit maligne Tumoren auslösen. Sie finden sich in der

---

*) Viren sind Komplexe aus Makromolekülen — Großmolekülen — (Nukleinsäuren mit einer Eiweißhülle), die sich nur in einer Zelle vermehren können (absolutes Zellschmarotzertum).

Luft, im besonderen in Großstädten, die durch den Rauch von Fabrik- und Hausschornsteinen sowie durch Autoabgase stark verunreinigt ist. Aber auch in Nahrungsmitteln, wie in Räucherwaren oder in Paraffin-Wachsüberzügen, die früher zur Auskleidung von Tüten für Milchprodukte benutzt wurden, konnten Benzanthrazenderivate (Kazerogene, das sind Krebs erzeugende Substanzen) festgestellt werden; die Elution (Herauslösung) der genannten krebserzeugenden Stoffe durch Milch wurde bestätigt (FALK und Mitarbeiter, 1959; FLEMMING, 1959).

So versteht man auch, daß manche Autoren der Auffassung sind, daß bis zu 90% (!) der Krebserkrankungen durch exogene (äußerliche) Kanzerogene, also umweltbedingt sind (SCHETTLER, 1972, u. a.), während andere (OESER, 1979, u. a.) die erhöhte Zahl der Krebserkrankungen mit der allgemeinen Steigerung der Altersgrenzen erklärt wissen wollen. Mit anderen Worten, die meisten Menschen haben früher das Krebsalter nicht erreicht.

Diese wenigen Beispiele machen schon deutlich, *daß bei der großen Zahl und weiten Verbreitung der Kanzerogene die Annahme berechtigt erscheint, daß der Organismus in der Lage ist, ein gewisses Quantum dieser gefährlichen Stoffe unschädlich zu machen, da sonst die Zahl der Krebserkrankungen noch höher sein müßte.*

Bezüglich der Kanzerogene muß unbedingt noch erwähnt werden, daß sogar durch langfristige Verabreichung von Zuckerlösungen bei Ratten nach 200 Tagen Sarkome erzeugt werden konnten (NISHIYAMA, 1935; TAKAZAWA und NONAKA, 1938). Ähnliches soll auch mit hochkonzentrierten Kochsalzlösungen gelungen sein (TOKORO, 1940).

Wir sehen also, daß sich auch durch völlig ungiftige Stoffe in höherer Konzentration und bei langdauernder Verabreichung Tumorzellen entwickeln können. Schließlich konnten ohne jede Schädigung oder ohne sonstige äußere Einflüsse auch mit menschlichem Gewebe durch längere Züchtung außerhalb des menschlichen Organismus auf künstlichem Nährboden, d. h. bei Verlust der gewohnten Umgebung, bösartige Tumorzellen erzeugt werden. *Also Krebsentstehung ohne nachweisbare Kanzerogene bei verändertem Gesamtzustand, d. h. auch bei veränderter Umgebung!*

Freilich das letzte Glied in der langen Kette der verschiedenen Möglichkeiten der Krebsentstehung, von denen hier einige aufgezeigt wurden, kennen wir nicht. Es gilt jedoch derzeit eine gut verständliche Modellvorstellung, die sich fast allgemein durchgesetzt hat.

Man nimmt heute an, daß die Krebserkrankung beim Menschen durch das Zusammenwirken eines lokalen (Reiz)-Faktors und einer allgemeinen Krankheitsbereitschaft (Karzinomdisposition) entsteht. Diese Darstellung hat vor allem für den Alterskrebs, also etwa ab dem 45. Lebensjahr und in selteneren Fällen auch für Krebs in jüngeren Jahren Gültigkeit. Bei jugendlichen Krebsformen dürfte jedoch fast immer der lokale Faktor vorherrschend sein.

Der lokale Krebsfaktor ist durch eine langdauernde chronische Reizung bzw. Funktionsausschaltung (Leistungsstörung) eines bestimmten Gewebebezirkes (wo der Tumor entsteht), charakterisiert. Die Aufschlüsselung der verschiedenen Möglichkeiten zeigt die folgende Tabelle 1 (Seite 8).

Und nun zur Besprechung des zweiten genetischen (ursächlichen) Faktors der allgemeinen Krebsbereitschaft, die man lange Zeit geleugnet hat und die erst in letzter Zeit allgemein die gebührende Anerkennung gefunden hat. D. h. die Vorstellung, Krebs sei nur eine lokale Erkrankung und habe mit dem Gesamtorganismus nichts zu tun, darf heute als überholt und als nicht zutreffend verworfen werden.

Die Beobachtung, daß eine statistisch gesicherte Abnahme einer bestimmten Krebslokalisation gewöhnlich ein Ansteigen eines anderen Organkrebses zur Folge hat und daher die Zahl der gesamten Krebserkrankungen annähernd gleich bleibt, unterstreicht mit Deutlichkeit die Tatsache, daß die allgemeine Krankheitsbereitschaft bei der Krebsentstehung eine entscheidende Rolle spielt. Der Wiener Arzt Peller hat bereits im Jahre 1936 auf diese Tatsache hingewiesen und diese Feststellung als „Prinzip der inversen Assoziation“ bezeichnet.

In Schleswig-Holstein haben JUNGHANS und SACHS bei über 2500 Frauen durch entsprechende Vorsorgeuntersuchung und Behandlung der Vorstadien des Gebärmutterkrebses wohl eine Abnahme des Gebärmutterkrebses erzielt, aber leider kam es bei diesen Frauen zu einer merkbaren Vermehrung von Brustkrebs, sodaß die Gesamtzahl der Krebserkrankungen nicht vermindert wurde, verglichen mit einer gleich strukturierten Kontrollgruppe.

Was versteht man unter allgemeiner Krebsbereitschaft? Die allgemeine Krebsbereitschaft ist im wesentlichen durch eine träge Reaktionseinstellung, d. h. Abwehrschwäche bzw. schlechte Immunlage (Hypoergie), die in ihrer letzten Entwicklung relativ rasch zur Ausbildung kommt, bei einer alkalotischen Stoffwechsellage (Störung des Säure-Basenhaushaltes mit Erhöhung der basischen Elemente) charakterisiert. Was heißt das in die Praxis umgesetzt?

Im Alter lassen bekanntlich alle Lebensvorgänge nach, werden träger; ältere Menschen bekommen schwer Fieber, sie können sich gegen Infektionen nicht so gut wehren wie Jugendliche, die sehr leicht mit hohen Temperaturen als deutliche Zeichen erhöhter Abwehrbereitschaft (siehe fieberhafte Kinderkrankheiten) reagieren. Und gerade deshalb treten im Alter Krebserkankungen häufiger auf. Es kommt auch bei der allgemeinen Karzinomdisposition zu einem Nachlassen der generellen Entzündungsbereitschaft sowie zu einer Abflachung der Reaktionskurve einer Entzündung, die ja immer als Abwehrkampf des Organismus gegen eine Krankheitsursache aufzufassen ist.

Schließlich sei in diesem Zusammenhang auch noch erwähnt, daß die Zahl der Menschen, die in der Vorgeschichte keine Infektions-

Tabelle 1: **Örtliche Krebsbereitschaft**

I. Gewebsmißbildungen; versprengte Zellkeime bzw. Organanlagen.

II. Gutartige Geschwülste; eine gutartige Geschwulst von heute kann der Krebs von morgen werden. Z. B. Darmpolypen (gestielte Schleimhautwucherungen).

III. Gewebsschädigungen:

1. Verletzungen mit anschließender chronischer Geschwürsbildung.
2. Physikalische Schädigungen.
   a) thermisch; z. B. Zustand nach Verbrennungen.
   b) durch Strahleneinwirkung: Röntgen, radioaktive Isotopen und Ultraviolettstrahlung; z. B. Melanom (Muttermalkrebs).
3. Chemische Reize:
   a) Nikotin (Lungenkrebs).
   b) Alkohol (Speiseröhrenkrebs, Magenkrebs).
   c) Teer (Hautkrebs).
   d) 3, 4 Benzpyren, das sich vor allem im Rauch von Schornsteinen und Abgasen von Verbrennungsmotoren findet. Auch beim Holzkohlengrillen sammelt sich dieser Giftstoff in den äußeren Schichten des Fleisches. Ja selbst im Gemüse finden sich aromatische Kohlenwasserstoffe (GRÄF, 1965).
   e) Farbstoffe, „Fremdkörpersarkome".
   f) Gewisse Öle, Paraffin.
   g) Anorganische Substanzen: Arsen (Hautkrebs; Lungenkrebs), Asbest (Rippenfellkrebs), Chromate (Lungenkrebs) (HUEPER, 1959, 1960, u. a.).
4. Bakterielle und andere chronische Entzündungen: z. B. chronische Bronchitis (Luftröhrenkatarrh, ausgenommen Asthma bronchiale), chronische Mastitis (Brustdrüsenentzündung), Fisteln.
5. Naturstoffe: z. B. Aflatoxine; das sind Gifte von Schimmelpilzen, die häufig in Erdnüssen vorkommen (Leberkrebs).

(Diese Liste erhebt keinen Anspruch auf Vollständigkeit; sie zeigt nur einen grundlegenden Ausschnitt.)

krankheiten aufzuweisen haben, bei Krebskranken sieben Mal so groß ist wie bei krebsfreien Kontrollfällen. *D. h., Menschen, die immer gesund waren oder anders ausgedrückt, deren Abwehrsystem nie geübt bzw. durch fieberhafte Infekte trainiert wurde, erkranken eher an Krebs. So verstehen wir auch den Ausspruch des berühmten Wiener Chirurgen BILLROTH, der schon vor 100 Jahren gesagt hat: „Es ist nicht anders als gehöre zur Akquisition eines Karzinoms ein Übermaß an Gesundheit."*

Freilich, Gesundheit ist hier mit Reaktionsträgheit bzw. untrainiertem Immunsystem gleichzusetzen.

Als intressantes Kuriosum darf in diesem Zusammenhang eine Beobachtung erwähnt werden, die zeigt, daß die Reaktionslage beim Krebspatienten so darniederliegt, daß sogar ein Hautstück vom Schwein, das auf einen Krebskranken übertragen wurde, erst nach 68 Tagen abgestoßen wurde, während bei Gesunden Transplantate (Übertragungsstücke) selbst von Mensch zu Mensch meistens schon nach 10—12 Tagen wegen der Eiweißungleichheit durch normale Abwehrreaktionen abgestoßen werden (MILLER und SNYDERMAN, 1961).

Umgekehrt wurde bei der Wiener Bevölkerung nach überstandenem Typhus eine geringere Zahl bösartiger Tumoren festgestellt (DENK und KARRER, 1970).

Auch ist seit langem bekannt, daß gegenteilige Verhältnisse, also hyperergische Zustände (gesteigerte Reaktionslage), wie Überfunktion der Schilddrüse (BURGHARDT, 1933; DARGENT und MAYER, 1955; LIECHTY und HODGES, 1963; STÖGER, 1949, u. a.) und echte Allergien, wie Heuschnupfen, Bronchialasthma äußerst selten gleichzeitig zusammen mit Krebs vorkommen. (FISHERMAN, 1960; HOLLER und TITSCHER, 1965; SCHOTT und WALTHER, 1966; STÖGER, 1950, u. a.). Die Tatsache, daß ein Adenom (gutartige Geschwulst) der Schilddrüse mit Überfunktionserscheinungen im Gegensatz zum gewöhnlichen Kropf (mit herabgesetzter Schilddrüsenleistung) sich nicht in einen Schildrüsenkrebs verwandelt, paßt ebenfalls hierher.

Eines steht also fest, der zu Krebs neigende Körper läßt sich vieles gefallen und lehnt sich nur gegen massive Störefriede auf: Nur gegen virulente Bakterien bzw. gegen sehr ausgeprägte Stoffwechselstörungen.

Auf der anderen Seite hat, wie wir schon gehört haben, die Krebszelle ein Antigendefizit, das als deutliche Schwächung des die Krankheitssymptome auslösenden Stoffes ausgelegt werden muß. So überrascht es nicht, daß die Erscheinungen der Krebskrankheit im allgemeinen besonders bei Beginn sehr „diskret", d. h. kaum ausgeprägt sind. Der Krebspatient klagt daher häufig erst sehr spät in einem fortgeschrittenen Stadium über Beschwerden. *Denn, um es nochmals zu betonen, die krankmachenden Faktoren sind schwach wirksam: einerseits reagiert die allgemeine Krebsbereitschaft vermindert und träge und andererseits ist das krankmachende Antigen der Krebszelle stark reduziert* (Antigene sind spezifische Stoffe, die die Antikörperbildung, also die körpereigene Abwehr anregen).

Diese Tatsache scheint auch der Grund zu sein, warum die bisherigen *Versuche einer Immuntheraphie* (Abwehrsteigerung) mit abgetöteten Tumorzellen, mit bakteriellen Reizstoffen verschiedener Keime, mit Seren von Tumorträgern in der Praxis gescheitert sind und derzeit, keine erfolgversprechenden Vorschläge zur Verfügung stehen. (GERICKE, 1977; WARNATZ, 1978, u. a.).

Freilich, in den USA wird die Forschung in Richtung Immunbehandlung mit großem Aufwand betrieben, ähnlich den Vorstellungen einer aktiven erfolgreichen Impfung bei verschiedenen Infektionskrankheiten. wo allerdings schon durch den körperfremden Krankheitserreger völlig andere Verhältnisse vorliegen. Leider scheinen aber die Aussichten bei der Krebskrankheit mit Rücksicht auf die eben genannte Wirkungsverminderung der beiden krankmachenden Faktoren (Antigenschwäche der Krebszelle und hypoerge (träge) Karzinomdisposition) nicht günstig.

In diesem Zusammenhang ist erwähnenswert, daß auch MATHÉ, der erstmals mit seinen Mitarbeitern die BCG (*B*acillus-*C*almette-*G*uérin) Impfung bei kindlichen Leukämien (Blutkrebs) mit gewissem Erfolg angewandt und empfohlen hat (1967), von seinem Optimismus abgerückt ist und auf einer Tagung des Tumorzentrums — Marburg-Gießen (BRD, 1977), auf die Gefahr einer „Kontra-Immunität", die ein gesteigertes Tumorwachstum auslöst, nach BCG-Impfung hingewiesen hat, da die therapeutischen Dosen sehr nahe den Tumorwachstum steigernden Dosen liegen.

Schließlich soll noch darauf aufmerksam gemacht werden, daß das Ausmaß, d. h. die Größe der Beteiligung der ursächlichen Krebsfaktoren bei den einzelnen Krebspatienten sehr verschieden ist. Tatsächlich ist viel Wahres an dem Ausspruch: *Jeder hat seinen eigenen Krebs. Vor über 40 Jahren war man der Meinung, daß ungefähr ein Viertel aller Krebsformen als typische Reizkrebse anzusprechen sind (KÖNIG, 1936, u. a.), bei denen also der lokale Reizfaktor ursächlich maßgeblich im Vordergrund steht. Dieser Umstand mag wenigstens teilweise erklären, warum bei einer Anzahl von Tumoren (Geschwülste mit beträchtlichem Überwiegen des lokalen Faktors), besonders wenn sie noch klein sind und als relativ reif angesprochen werden können, auch ohne Allgemeintherapie Dauererfolge erzielt werden;* weil eben in solchen Fällen die allgemeine Disposition kaum zum Tragen kommt, sodaß man verleitet werden könnte, die Krebserkrankung fälschlich als lokale Krankheit zu definieren.

Um Mißverständnissen vorzubeugen, sei klargestellt, daß ein allmähliches Nachlassen der Lebensäußerungen, wie es eben das Alter normalerweise mit sich bringt, meistens noch zu keinem Krebs führt; sonst müßte ja jeder ältere Mensch an Krebs erkranken. Zur Entstehung von Krebs gehört zusätzlich gewöhnlich eine eher überstürzte Entwicklung der Reaktionsträgheit (in ihrer letzten Phase) und eine alkalotische (Mangel an Säureelementen) Stoffwechseleinstellung sowie ein ausgeprägter Lokalfaktor. *Mit der Darstellung der Krebsentstehung ist auch fast zwingend schon der erforderliche Weg der Krebsverhütung bzw. Therapie vorgezeichnet: Versuch der Behandlung der hypoergischen Krebsbereitschaft und Ausschaltung des lokalen Faktors mit Entfernung bzw. Unschädlichmachung des malignen Tumors.* So wird z. B. durch die Therapie einer chronischen Entzündung, wo häufig Krebs vorkommt, wie bei der Cervicitis (Entzündung des Gebärmuttermundes) oder durch chirurgische Entfernung eines lange bestehenden Krankheitsherdes (bei einem Gallensteinleiden) lokale Krebsprophylaxe betrieben. Auch das Absetzen eines chronischen Reizeffektes z. B. Aufhören zu rauchen oder Ausschaltung oben genannter chemischer Schadstoffe darf als lokale Krebsverhütung angesprochen werden. Ist der Tumor bereits ausgebildet, *also liegt eine manifeste Krebskrankheit vor, ist natürlich die rasche Entfernung der Krebsgeschwulst durch den Chirurgen oder in anderen Fällen die Vernichtung durch die moderne Strahlentheraphie als die tragenden Säulen der Krebsbehandlung zu fordern. Freilich die allgemeine Krebsbereitschaft bleibt dabei noch völlig unbehandelt.* Die Therapie dieses Faktors soll im Rahmen der Basistherapie ausführlich besprochen werden.

Zusammenfassung:

Die Krebskrankheit ist keine rein lokale Erkrankung. *Es gilt heute allgemein die Auffassung, daß die Krebserkrankung durch das Zusammenwirken eines lokalen Faktors und einer allgemeinen Krankheitsbereitschaft entsteht. Der lokale Faktor ist durch eine langfristige Funktionsstörung (Leistungsstörung) eines bestimmten Gewebebezirkes gekennzeichnet.* Diese lokale Störung kann durch eine Vielfalt gezielter Ursachen, wie thermische, chemische, biologische und aktinische (durch Strahlen) Einwirkungen ausgelöst werden. *Die allgemeine Krebsbereitschaft ist durch eine träge Reaktionslage (Immunschwäche — Hypoergie) mit alkalotischer Stoffwechseleinstellung (Abnahme der sauren Valenzen) charakterisiert.* Die letzte Entwicklung dieser Krankheitsbereitschaft scheint häufig einen raschen Verlauf zu nehmen.

III. STATISTISCHE ZAHLEN ÜBER KREBS-HÄUFIGKEIT UND KREBSTODESFÄLLE

In den letzten 30 Jahren ist leider keine wesentliche Senkung der Krebssterblichkeit festzustellen, d. h. unsere therapeutischen Bemühungen haben keinen entscheidenden Fortschritt gebracht. Auch die Zahlen der Ersterkrankungen zeigen, abgesehen von kleinen Schwankungen, keine maßgeblichen Veränderungen.

*Einige Beispiele: Zahlen der Ersterkrankungen in Österreich: *)*

1971	männlich	7.869	weiblich	10.286
1974	männlich	8.540	weiblich	10.432
1977	männlich	8.048	weiblich	10.347

Fast jeder dritte Mensch erkrankt an Krebs, jeder fünfte stirbt an Krebs. In Frankreich steht Krebs an erster Stelle der Todesursachen, ebenso in der Hauptstadt Chinas, in Peking. In Bayern sterben mehr Menschen an bösartigen (malignen) Erkrankungen als an Herzkrankheiten. In Japan ist zwischen dem 35. und 60. Lebensjahr Krebs auch die häufigste Todesursache. In USA zählte man 1935 137.649 Krebserkrankungen, im Jahre 1971 stieg die Zahl bereits auf 337.398. Laut einer Meldung im österreichischen Rundfunk soll die Sterblichkeit in den USA bereits auf 400.000 angestiegen sein.

Im allgemeinen kann man sagen, daß in Österreich bis zur Mitte der 60er-Jahre ein Anstieg der Krebserkrankung um etwas über 10% zu verzeichnen war und seither die Todeszahlen, abgesehen von kleinen Abweichungen, ungefähr gleich sind. Siehe Tabelle 2.

Tabelle 2: **Sterbefälle an bösartigen Geschwülsten und Neubildungen in Österreich**

1968	1969	1970	1971	1972	1973
19.336	19.006	19.373	19.264	19.133	19.199

1974	1975	1976	1977	1978
19.489	19.008	19.184	19.035	18.945

---

*) Herrn Ministerialrat Dr. med. E. SCHEDY vom Bundesministerium für Gesundheit und Umweltschutz sei für die Unterstützung bei der Beschaffung der statistischen Unterlagen gedankt.

Es kommt lediglich zu Verschiebungen der Krebslokalisationen. Der Magenkrebs nimmt ab, der Lungenkrebs nimmt sehr stark zu. Der weibliche Genitalkrebs geht zurück, während der Brustkrebs, trotz der besseren Möglichkeit einer Überwachung, ansteigt. Eine andere Tabelle zeigt internationale Vergleichswerte. Siehe Tabelle 3.

Tabelle 3: **Zahl der Krebstodesfälle in Europa im Jahr 1974 pro 100.000 Einwohner**

(Aus dem Bericht über das Gesundheitswesen in Österreich im Jahre 1977; herausgegeben vom Bundesministerium für Gesundheit und Umweltschutz. Wien 1979)

Länder	Männer	Frauen	insgesamt
Belgien	289,2	208,5	497,7
Bulgarien	164,6	114,7	279,3
Dänemark	246,9	213,9	460,8
Deutschland, B.Rep.	250,6	230,2	480,8
England und Wales	274,6	221,8	496,4
Finnland	201,6	151,0	352,6
Frankreich	259,7	182,2	441,9
Griechenland	187,0	116,6	303,6
Italien	223,4	160,2	383,6
Niederlande	237,2	169,6	406,8
Österreich	**275,5**	**244,0**	**519,5**
Schweden	251,2	219,0	470,2
Schweiz	234,9	174,3	409,2
Spanien	166,1	126,8	292,9
Ungarn	265,5	215,2	480,7

Aus dieser Tabelle geht deutlich hervor, daß Österreich die größte Zahl der Krebstodesfälle aufweist. Man mag noch zugute halten, daß in Ländern, die eine wesentlich geringere Krebssterblichkeit haben, die Anzahl der unklaren Todesdiagnosen wie Altersschwäche und ähnliches etwas höher ist. Mit anderen Worten, manche Krebstodesfälle sind wahrscheinlich in diesen Ländern fälschlich in die Rubrik Altersschwäche oder andere Erkrankungen eingereiht. Dieser Umstand sowie die Sicherung der Diagnose durch häufigere Obduktionen (Leichenuntersuchungen) in Österreich, mag vielleicht zum geringen Teil die hohe Krebstodesziffer in Österreich verglichen mit anderen Ländern erklären. *Sicherlich aber sind in Österreich vor allem die Ernährung, vielleicht ein gewisser Jodmangel, die Lebensweise und die Genußgifte als Hauptschuldige der schlechten Krebsstatistik zu nennen.*

Im allgemeinen ist das Krebsvorkommen bis zum 40. Lebensjahr gering und steigt bis zum 70. Lebensjahr an, fällt dann wieder ab, wenn wir die anteilsmäßige Aufteilung der Todesfälle zugrunde legen.

Die einzelnen Tumorlokalisationen haben ihr bevorzugtes, oft recht unterschiedliches Alter, worauf wir später bei Aufzählung der Risikopatienten zurückkommen.

Im Hinblick auf die traurigen Zahlen müssen wir wohl zugeben, daß die Krebsbekämpfung, trotz intensivster Forschung und aufopfernder Bemühungen der verschiedenen Stellen, fast einen Stillstand erreicht hat, auf jeden Fall keinen wesentlichen Fortschritt erbringen konnte. Da beim derzeitigen Wissensstande trotz einiger Ansätze nur äußerst geringe Hoffnung besteht, daß in den nächsten Jahren ein ideales Krebsheilmittel zur Verfügung steht, soll, ja muß jede Möglichkeit, die theoretisch eine Besserung in der Krebsbekämpfung verspricht oder sogar bereits praktische Erfolge anbietet, aufgegriffen werden. Vielleicht läßt die Entdeckung des Interferon *), durch die sich bereits 1957 ISAACS und LINDEMANN ein Ruhmesblatt in der Geschichte der Medizin erworben haben, bescheidene Hoffnungen für ein Krebsheilmittel aufkommen.

Aber so viel man jetzt über diese Substanz weiß — selbst wenn sie in absehbarer Zeit zu einem erschwinglichen Preis zu haben ist — wird sie leider wahrscheinlich nur für eine sehr kleine Anzahl bestimmter Malignome den erhofften Erfolg bringen.

Auch eine Fortsetzung von Therapiemodellen, die bisher keinen Umschwung erzielen konnten, wird keine Reduktion der Krebstodesziffern erreichen und außer hohen Kosten und enttäuschten Hoffnungen nichts einbringen. *Mit Rücksicht darauf und im Hinblick auf das Lebensrecht jedes einzelnen wird der Ruf an die offiziellen Stellen immer lauter, den Worten und Versprechungen endlich Taten folgen zu lassen und neue Akzente zu setzen.*

Die mit viel Elan ins Leben gerufenen Krebsvorsorgeuntersuchungsstellen haben leider in der Praxis nicht gehalten, was man sich versprochen hatte. In Wien bestehen sie seit 1950. Trotzdem ist die Zahl der Krebssterbefälle nur geringgradig herabgesetzt. In den ersten 15 Jahren der Krebsvorsorgeuntersuchungen erfolgt sogar eine über 10%ige Zunahme der Krebssterblichkeit und dann nur geringfügige Veränderungen (um 5%). Siehe Tabelle 4.

Tabelle 4: **Krebssterblichkeit in Wien**

1967	1968	1969	1970	1971	1972
5.912	5.919	5.951	6.029	5.955	5.917

1973	1974	1975	1976	1977	1978
5.859	5.954	5.755	5.822	5.554	5.595

*) Interferon ist ein Eiweißstoff, der von tierischen Zellen nach Aufnahme lebender oder abgetöteter Viren produziert wird; Interferon unterdrückt das Wachstum der Viren in anderen Zellen.

So gibt es bereits wieder Stimmen, die diese Einrichtung der Vorsorgeuntersuchungen ablehnen. *Auf jeden Fall kann durch diese Vorsorge die Sterblichkeit nur einer Gruppe mit bestimmter Krebslokalisation gesenkt werden, nicht aber die gesamte Krebssterblichkeit* (BERNDT, 1971, u. a.). Auch erfährt man nicht unerwartet aus den USA, daß die Cancer Detection Diagnostic Centers unrentabel und nicht zielführend sind. Wenn man außerdem bedenkt, daß beim Brust- und Mastdarmkrebs die durch Vorsorgeuntersuchungen erfaßten Frühfälle im Anfangsstadium nicht häufiger zu beobachten waren als die Fälle, die durch Krankheitssymptome diagnostiziert wurden (NEUMANN, 1975), ist es verständlich, daß in der Frage der Vorsorgeuntersuchungsstellen eine gewisse Unsicherheit Platz greift. Trotz dieser negativen Berichte sollte man aber diese Untersuchungsstellen wenigstens für die sogenannten Risikopatienten, von denen wir später noch berichten, unbedingt weiter ausbauen.

Die nichtbefriedigenden Ergebnisse der Krebsvorsorge und vor allem die hohen Krebstodeszahlen zwingen daher förmlich, einen anderen Weg in Erwägung zu ziehen:

Bei kritischer Prüfung scheint eine aktive medikamentöse Krebsprophylaxe mit gezielten Richtlinien bezüglich Ernährung und Lebensweise aussichtsreich, wobei die Genußgifte nicht mit einem strikten Verbot belegt werden sollten, sondern individuell praktikabel eingestuft werden können. Hier sind aufgrund schon rein theoretischer Überlegungen die Erfolgsaussichten besser. Die für den genannten Plan erforderliche Organisation, die nur von öffentlichen Stellen übernommen werden könnte, wäre weniger aufwendig und weniger kostenträchtig als die langen Krankenhausaufenthalte der vielen Krebspatienten.

Man sollte endlich den Mut haben, aus Eigeninitiative Neuland zu beschreiten und nicht warten, bis vielleicht der große Sprung nach vorwärts gelingt, ähnlich dem Penizillin in der Infektionsbekämpfung, wozu die Forschung derzeit praktisch keine Aussichten bietet.

IV. WER IST KREBSGEFÄHRDET?

Diese hochaktuelle Frage wird jeden, vor allem ältere Menschen brennend interessieren, hat doch schon fast jeder die traurige Erfahrung machen müssen, daß ein Bekannter oder Bekannte aus der nächsten Umgebung plötzlich an Krebs erkrankt ist, ohne daß vorher der Patient besondere Beschwerden geäußert hätte oder auffallend unvernünftig gelebt hätte.

Im folgenden soll versucht werden, Hinweise aufzuzeigen, die eine gewisse Krebsgefährdung wahrscheinlich machen. Man könnte dann ohne ständig in Krebsangst zu leben, die notwendigen Maßnahmen ergreifen, die im nächsten Kapitel geschildert werden, um so nach modernen Lebensgrundsätzen die Aussicht, der Krebskrankheit mit Erfolg zu entgehen, entscheidend zu steigern.

Zwar gibt es derzeit keine verläßliche chemische oder andere biologische Probe, die uns schon im Vor- oder Anfangsstadium die Erkrankung rechtzeitig mit Sicherheit erkennen läßt, aber die moderne Medizin kennt viele Möglichkeiten aus Krankengeschichte und klinischer Untersuchung, die uns helfen, eine gewisse Krebsgefährdung bzw. eine gesteigerte Möglichkeit, an Krebs zu erkranken, wahrscheinlich zu machen, in manchen Fällen sogar sicherzustellen.

Bezüglich der Vererbung sind die Mitteilungen unterschiedlich. Lediglich eine gewisse Organdisposition scheint hier von Bedeutung; so wissen wir, daß Frauen von Müttern, die Brustkrebs hatten, eher an Brustkrebs erkranken, als andere Frauen, deren Mütter von Brustkrebs verschont blieben. Diese Beobachtung hat umso mehr Gültigkeit, je jünger die brustkrebskranken Mütter waren. *Auch beim Magenkrebs soll eine gewisse Organdisposition bestehen.* In der jüngsten Zeit wurde auch bei der Entstehung von Gebärmutterkrebs, beim Prostata-, Lungen- und Darmkrebs eine erblich bedingte Krebsbereitschaft angenommen (H. MÜLLER, 1980). In diesem Zusammenhang wäre auch noch darauf hinzuweisen, daß neben dem Retinasarkom (Netzhautsarkom) auch gewisse Vorläufer der Krebskrankheit, wie das Xeroderma pigmentosum (Hautentzündung mit braunen Flecken) und die Polyposis intestini (gestielte Schleimhautwucherungen im Darm) vererbbar sind.

Das Alter des Patienten selbst ist natürlich von großer Wichtigkeit. Wesentlich dabei ist nicht nur die Zahl der Jahre, sondern überhaupt die Leistungsfähigkeit und allgemeine Reaktionsbereitschaft. Wir haben schon gehört, daß durchgemachte Infektionskrankheiten beim Krebskranken selten sind, was als Mangel an Training des Abwehrapparates angesehen werden muß. Auch der Verlauf von fieberhaften Erkrankungen, besonders wenn sie erst in der letzteren Zeit stattgefunden haben, ist beim Krebskranken bzw. Krebsgefährdeten von Interesse. Je höher das Fieber, desto weniger ausgeprägt ist die Hypoergie (Reaktionsträgheit).

So sollen auch bei chronischer Malaria mit Milzvergrößerung als Ausdruck einer trainierten Abwehrleistung weniger häufig Krebsfälle beobachtet werden. *Noch eindrucksvoller wird die Bedeutung der allgemeinen Reaktionslage bezüglich der Krebsbereitschaft bei hypergischen Zuständen (gesteigerte Reaktion), wie Allergien (Heuschnupfen, Asthma bronchiale) und echte Hyperthyreosen (Überfunktion der Schilddrüse), worauf wir schon oben hingewiesen haben. Es ist eine allgemeine Erfahrungstatsache, daß Krebs äußerst selten mit Überfunktion der Schilddrüse zusammen vorkommt.* Schon vor über 30 Jahren habe ich in einer Studie aufmerksam gemacht, daß sich beide Krankheitsbilder (Krebs — Hyperergien) konträr (gegensätzlich) verhalten und daraus die praktischen Konsequenzen gezogen, auf die später bei Besprechung der Basistherapie näher eingegangen werden soll.

Auch bei bestimmten Herzkrankheiten wie Klappenfehlern vermutlich wegen der meist bestehenden Verschiebung nach der azidotischen (sauren) Seite — im Gegensatz zur Alkalose der Krebsdisposition — *sollen weniger Karzinome beobachtet werden,* was schon vor über 100 Jahren dem Wiener Pathologen ROKITANSKY aufgefallen ist. In diesem Zusammenhang muß auch noch angeführt werden, daß *alle Sektionsstatistiken ergeben, daß Arteriosklerotiker selten an Krebs sterben und Krebskranke wieder selten an Arteriosklerose.* (GROSSE, 1960, u. a.). Auch bei der Hochdruckkrankheit (Hypertonie) wird nicht häufig ein gleichzeitiges Vorkommen von Krebs (nur in 3—4%) berichtet.

Ähnlich sollen die Verhältnisse bei der echten Gicht liegen.

Weiters verdienen durchgeführte Operationen und Röntgenbestrahlungen besonderes Interesse. Ganz allgemein kann man sagen, daß Eingriffe mit folgender Herabsetzung der Reaktionsverhältnisse wertvolle Hinweise für die Einstufung der Krebsgefährdung geben können. Hier wäre z. B. die subtotale Strumektomie (Kropfoperation) ohne anschließende Schilddrüsenhormonzufuhr zu nennen, wodurch eine Verminderung der Schilddrüsenleistung bzw. ein Absinken der Reaktionsverhältnisse besonders um die Zeit des Klimakteriums eintreten kann. Wegen der relativ raschen Umstellung bedeutet dieser Eingriff wahrscheinlich einen Schritt in Richtung allgemeine Krebsbereitschaft. Analog verhält es sich mit der Kastration (Ausschaltung der Geschlechtsdrüsen). So konnten in New York COSCADEN, FERTIG und GUSBERG (1946) an fast 1.000 Patienten zeigen, daß nach einer Röntgenkastration (Ausschaltung der Eierstöcke), die wegen gutartiger Gebärmutterblutungen vorgenommen wurde, eine erhöhte Krebsbereitschaft besteht. *Die Zahl der innerhalb von sechs Jahren aufgetretenen Karzinome überschritt um ein Mehrfaches die der gleichartigen Kontrollfälle. Diese Ergebnisse verpflichten daher und mahnen zur Vorsicht, die Indikation (Anzeige) zur Kropfoperation und Kastration speziell zur Zeit des Klimakteriums streng zu stellen und solche Patienten in ärztlicher Kontrolle zu behalten.*

Wir haben bei der Besprechung der generellen Krebsbereitschaft schon erwähnt, daß wahrscheinlich auch das Tempo ihrer letzten Entwicklung nicht selten eine gewisse Rolle spielt.

Hier liefern Tierexperimente recht aufschlußreiche Hinweise: LOEB konnte bereits vor 70 Jahren bei Mäusen zeigen, daß das Alter, in dem eine Kastration vorgenommen wird, eine große Rolle für das spätere Auftreten von Spontantumoren (Geschwülste, die ohne künstlichen Eingriff von selbst auftreten) spielt. Erfolgt nämlich die Kastration vor dem 4. Lebensmonat, entstanden überhaupt keine Brustkrebserkrankungen, wurde jedoch die Entfernung der Geschlechtsdrüsen nach dem 7. Lebensmonat durchgeführt, war kein Einfluß auf spätere Karzinomerkrankungen festzustellen, also wenn die träge Reaktionslage bis zum erwarteten Auftreten von Spontantumoren schon lange bestand, entwickelten sich keine Krebsgeschwülste — trotz Hypoergie. CORI (1927) bestätigte diese Ergebnisse.

Auch DRUCKREY (1936) hat ähnliche Untersuchungen gemacht: Impft man Tumoren gleich nach einer Kastration, so ist das Tumorwachstum gesteigert (bei plötzlichem Absinken der Reaktionslage). Wird jedoch die künstliche Tumoreinpflanzung erst 4—6 Monate nach der Kastration vorgenommen, ist ein erschwertes Angehen der Tumoren festzustellen. In ähnlicher Weise haben BAATZ und SCHOLZ (1941) berichtet, daß eine präjuvenile (vor der Jugendzeit) Kastration zu einer Hemmung des Tumorwachstums im krebsgefährdeten Alter, also in der Zeit um das Klimakterium und später, führt, da dann die hormonelle Umstellung nach der reaktionsträgen Seite schon lange besteht.

Ebenso konnte Frau KNACKE (1944) aus der Klinik Sauerbruch, Berlin, im Tierexperiment den Nachweis erbringen, daß Frühkastration das Auftreten von Krebs im jugendlichen Alter deutlich steigert — wahrscheinlich durch die außergewöhnlich rasche Herabsetzung der Reaktionsverhältnisse. Hingegen weist der zweite Lebensabschnitt, der bekanntlich normalerweise mehr zur Krebskrankheit disponiert ist als die erste Lebenshälfte, eine deutlich geringere Anfälligkeit an Malignomen (bösartige Geschwülste) bei Frühkastraten auf. (Bei längerem Bestehen der trägen Reaktionslage.)

Alle diese Untersuchungen machen deutlich, daß eine rasche Entwicklung der generellen Karzinomdisposition, also ein relativ plötzliches Absinken der Reaktionslage, die Krebsempfänglichkeit steigert; besteht jedoch die Hypoergie schon lange, wie sie auch das höhere Alter ausweist, so scheint der Organismus daran gewöhnt zu sein und die Krebsneigung ist trotz der bestehenden Immunschwäche wahrscheinlich eher herabgesetzt.

In diesem Sinne ist auch *das psychische Verhalten* bei der Beurteilung der allgemeinen Krebsdisposition zu werten. *Nicht allzu selten finden wir in der Vorgeschichte bei Krebspatienten schwere seelische Depressionen, die ziemlich plötzlich vor nicht allzu langer Zeit durch äußere Umstände bedingt (plötzlicher Tod eines nahen Anverwandten oder unvorhergesehene wirtschaftliche Schwierigkeiten) auftraten und ein Schwinden jeder Lebensfreude und Vitalität mit sich brachten.* Wahrscheinlich wird in solchen Fällen, die sich unter normalen Verhältnissen allmählich entwickelnde Altershypoergie durch die erwähnten Depressionszustände, die gewöhnlich auch auf die körperlichen Funktionen ihre lähmenden Schatten werfen, in wesentlich kürzerer Zeit als üblich auf ein Ausmaß gesteigert, durch das im Verein mit einem lokalen Reizfaktor die Manifestation (Auftreten eines malignen Tumors) möglich wird.

Einen weiteren Baustein zum Gebäude der anamnestischen (krankengeschichtlichen) Abgrenzung einer allgemeinen Karzinomdisposition dürften auch gewisse Angaben aus der Sexualanamnese (Krankengeschichte, die die Sexualsphäre betrifft) bereitstellen.

Es ist von Interesse, ob eine Frau verheiratet war bzw. regelmäßigen Geschlechtsverkehr hatte oder unberührt blieb; denn wir wissen, *daß Frauen, die nie oder sehr selten einen Geschlechtsverkehr hatten, auch gewöhnlich keine chronische Gebärmutterentzündung (lokalen Reizfaktor) haben und dann natürlich praktisch nie oder äußerst selten an einem Krebs dieser Lokalisation erkranken* (GAGNON, 1950, u. a.). In der gleichen Überlegung scheint auch die Zahl der Geburten von Bedeutung: Nach RUNGE (1955), STUR (1955) u. a. *neigen Frauen mit mehreren Geburten eher zu einem Neoplasma des Gebärmuttermundes (Cervix-Karzinom).* Auch die Zahl der Fehlgeburten (Abortus) und die Frage, ob das Kind gestillt wurde, soll beachtet werden; *denn Frauen mit mehreren Aborten und Frauen, die nicht gestillt haben, sind mehr gefährdet, an Brustkrebs zu erkranken als gleichaltrige Kontrollfälle.* Kommt es doch durch die Schwangerschaft zu einem starken Wachstumsreiz auf die Brustdrüse, vor allem durch die vermehrten weiblichen Geschlechtshormone (Östrogene), ohne daß in diesen Fällen die physiologisch (normal) erwartete Entlastung durch das Stillen erfolgen würde.

Auch der Beginn der Menopause (Aufhören der Regelblutung im Klimakterium) kann Hinweise geben, die hier von Interesse sind. Alle größeren Statistiken zeigen nämlich, *daß Frauen, die an einem Korpuskarzinom (Gebärmutterkörperkrebs) erkranken, relativ spät, also um das 55. Lebensjahr, ihre Regelblutung verloren haben.*

Beim Manne liefert das Peniskarzinom (Krebs des männlichen Gliedes) interessante Aussagen für die ursächlich große Bedeutung eines lokalen Reizfaktors. Es ist bemerkenswert, daß der Krebs des männlichen Gliedes bei Juden, die am 8. Tag nach der Geburt beschnitten werden (chirurgische Entfernung der Vorhaut des Gliedes), praktisch nicht vorkommt. Bei Mohammedanern, bei denen die Beschneidung später, bis zum 14. Lebensjahr, vorgenommen wird, findet man Krebs auch seltener als bei Männern, bei denen das Präputium (Vorhaut) nicht entfernt wird. Es scheint also die Vorhaut mit ihrem Sekret (genannt Smegma) bei der Krebsentstehung eine wichtige chronische Reizwirkung zu haben. Ja, es ist interessant, daß sogar bei Frauen, deren Männer beschnitten sind, seltener ein Cervix-Karzinom zu beobachten ist, da das wahrscheinlich krebsfördernde Vorhautsekret beim Geschlechtsverkehr nicht übertragen werden kann. In den USA sollen daher viele Frauen ihre männlichen Babies sofort beschneiden lassen. *Die praktische Lehre aus diesem Großversuch des täglichen Lebens lautet daher, größte Reinlichkeit und vor allem Waschung des männlichen Gliedes vor dem Geschlechtsverkehr. Auch eine kurze Befragung über Lebensweise und Kostgewohnheiten kann in diesem Zusammenhang nicht unbeachtet bleiben.*

Es steht heute fest, *daß eine übermäßige Kalorienzufuhr als krebsbegünstigend anzusehen ist. Eine cholesterinreiche und rohkostarme Ernährung sowie die Zufuhr stark überhitzter Fette wirken krebsfördernd.* Ebenso dürfte eine einseitige Diät mit alkalotischer Ausrichtung bei längerer Dauer sich eher in Richtung Krebsneigung bemerkbar machen. *Sehr wichtig erscheinen auch noch gewisse Eßgewohnheiten.* So weiß man, *daß durch ständigen Genuß sehr heißer Speisen, durch hastiges, unregelmäßiges Essen dem Magenkrebs der Weg geebnet wird.*

Im engen Zusammenhang mit der Kost ist natürlich auch die Stuhltätigkeit für die Krebsgefährdung von größter Bedeutung: *Eine große Zahl der Karzinompatienten hat vor dem Auftreten der bösartigen Geschwulst an einer chronischen Stuhlverstopfung gelitten. Also Sorge für täglichen Stuhl ist unbedingt notwendig, da bei Stuhlverstopfung höchst krebserregende Stoffe wie Indol, Phenol und Skatol (Fäulnisprodukte) sich im Körper ansammeln.*

Schließlich sind noch Umweltfaktoren bzw. berufsbedingte Umstände in Erwägung zu ziehen: Industriearbeiter, die mit Arsen, Asbest und Anilin und vielen anderen schädlichen Stoffen zu tun haben oder Garagenbedienstete sowie Verkehrspolizisten, die intensiv kanzerogenhaltigen Auspuffgasen ausgesetzt sind. Im Gegensatz dazu sollen Imker an Krebs seltener erkranken, wahrscheinlich weil sie vielleicht durch wiederholte Bienenstiche eine unspezifische Umstimmungs- und Reiztherapie durchmachen.

Selbstverständlich hat bei Besprechung der Einfluß-Komponenten *auch die körperliche Bewegung bzw. Sport und Gymnastik eine Bedeutung. Vor allem der Bewegung in der frischen Luft soll hier das Wort geredet werden.* Stubenhocker neigen mehr zu Lungenkrebs, wie Statistiken zeigen. *Die Frischluft kann durch nichts ersetzt werden. Schwitzkuren im Dampfbad oder Sauna sind auf jeden Fall als reaktionsanregende Maßnahmen zu empfehlen.*

Andererseits ist nach Krebsoperationen eine Badekur in Schwefel-

Tabelle 5: **Allgemeine Angaben über Krebsgefährdung**
(Zusammenfassung)

Erklärung

+	Fördernd in Richtung Krebsbereitschaft bzw. häufigeres Zusammenvorkommen mit Krebs.
—	Hemmend in Richtung Krebsbereitschaft bzw. selteneres Zusammenvorkommen mit Krebs.
±	Indifferent, d. h. ohne Einfluß auf die Krebsbereitschaft.

1.	Vererbung:	
	a) Allgemeine Krebsbereitschaft?	±
	b) Organdisposition, besonders Brustdrüse und Magen	+
2.	Alter: ab 45. Lebensjahr ansteigend bis etwa zum 70. Lebensjahr (allmählich zunehmend)	+
3.	Konstitution: Typus des beginnenden Karzinom (GANTER, 1928): Niedriger Blutdruck, jugendliches Aussehen, frische Hautfarbe, Fehlen grauer Haare, Fehlen von stärkeren arteriosklerotischen Gefäßveränderungen und stärkeren Abnützungserscheinungen sowie spätes Absinken der oberen Hörgrenze (also gutes Hören)	+
	Gegenteiliger Typus	—
4.	Übergewicht (gewöhnlich)	+
5.	Normalgewicht	±
6.	Allgemeine Arteriosklerose (Stoffwechselstörung des Sterin, im besonderen des Cholesterinstoffwechsels) eher	—
7.	Hypertonie (Hochdruckkrankheit) wahrscheinlich	—
8.	Überfunktion der Schilddrüse (Hyperthyreose)	—
9.	Bestehende Allergie (z. B. Heuschnupfen, Bronchialasthma)	—
10.	Bestimmte Herzkrankheiten, wie Herzklappenfehler	—
11.	Gicht (Purinstoffwechselstörung) wahrscheinlich	—
12.	Bei Gallensteinleiden (hier ist nicht nur in der Gallenblase, sondern ganz allgemein häufiger Krebs zu beobachten)	+
13.	Bei Menschen, die schon eine Krebserkrankung durchgemacht haben (5—10% aller Krebskranken entwickeln einen weiteren Krebs bzw. nach einer durchgemachten Karzinomerkrankung besteht zwölfmal größer die Gefahr, wieder an einem Krebs zu erkranken).	+

und radioaktiven Heilbädern verboten, während das Baden in nur jodhältigen Heilquellen oder im Meer erlaubt ist.

Auch die Bedeutung der Genußgifte und andere Verhaltensweisen des täglichen Lebens müssen hier noch Erwähnung finden:

Daß Nikotin den Lungenkrebs und Blasenkrebs fördert, ist heute praktisch schon allgemeines Wissensgut. Die Gefahr beginnt bei Rauchern, die Jahre hindurch 20 Zigaretten und mehr geraucht haben. Im übrigen ist auch bekannt, daß die Stadtbevölkerung häufiger an Lungenkrebs erkrankt, was wahrscheinlich mit der Luftverschmutzung (Bleigehalt, Kohlenmonoxyd, Schwefeldioxyd), im besonderen durch die Auspuffgase der verschiedenen Verbrennungsmotoren zusammenhängt. Hier soll auch eine interessante Beobachtung aus den USA nicht unerwähnt bleiben:

14. Nach Operationen, durch die die Reaktionslage herabgesetzt wird, besonders zur Zeit des Klimakteriums:	
a) nach Strumektomie (Kropfoperation) ohne nachfolgende Schilddrüsenhormonverabreichung	+
b) nach Kastration (chirurgische Entfernung oder durch Bestrahlung herbeigeführte Ausschaltung der Geschlechtsdrüsen)	+
15. Patienten nach Magenresektion (Magenoperation) mit Stumpfgastritis (Entzündung des operierten Magenrestes) und nach teilweiser Gebärmutterentfernung mit Stumpfcervicitis (Entzündung des Gebärmutterrestes)	+
16. Nach psychischen Stress-Situationen (besonders bei plötzlichem Auftreten)	+
17. Cholesterinreiche und gemüsearme Kost	+
18. Hingegen säuernde, gemischte Kost mit Bevorzugung von Pflanzenölen und weitgehender Einschränkung von tierischem Fett und Zucker und Nahrungsmitteln, die mit Pökelsalzen behandelt wurden .	—
19. Übermäßige Kalorienzufuhr	+
20. Chronische Stuhlverstopfung	+
21. Bewegungsarmut (Stubenhocker)	+
22. Sport und Bewegung in frischer Luft	—
23. Schwitzkuren, wie Sauna und ähnliches	—
24. Genußgifte:	
a) Nikotin, ungefähr 15—20 Zigaretten täglich (durch viele Jahre) .	+
b) Alkohol konzentriert, unmäßig	+
c) Bohnen-Kaffee in mäßigen Mengen (2—3 Schalen Bohnenkaffee täglich)	±
25. Umweltfaktoren:	
a) Industriegifte, wie z. B. Anilin, Arsen, Asbest, Blei, Chromate u. v. a.	+
b) Wohnungen an verkehrsreichen Straßen (Auspuffgase!) . . .	+
c) Ständiges Leben am Land ohne größere Industrie	—
26. Mehrjährige, fast ständige innere Medikamentenanwendung (besonders nach dem 50. Lebensjahr) von folgenden Arzneistoffen: Alkalisierende Medikamente, Anabolika, Antihistaminika, Antidepressiva, Arsen und goldhältige Präparate, Cortisone, Griseosulfin, bedingt Östrogene und Androgene, Methyldopa, Phenothiazine und Reserpin	+

Man hat in zwei annähernd gleich großen Städten über 13 Jahre die Krebssterblichkeit verfolgt. Die eine Stadt als Industriezentrum bekannt, die andere ohne Industrie; dabei konnte man in der Industriestadt eine generelle Zunahme der Krebserkrankungen beobachten. Mit anderen Worten, auf lange Sicht gesehen, ist es nicht gleichgültig, wo man wohnt. Freilich haben diese Feststellungen nur bei jahrelanger Einwirkung Gültigkeit. *Es wäre also für offizielle Stellen höchste Verpflichtung, mehr Grünflächen in der Stadt zu schaffen oder sie wenigstens als „Lungen" einer Großstadt zu erhalten und nicht sie in kommerziellen Überlegungen zum Schaden aller in Bauland umzuwidmen. Hier beginnt bereits der Kampf gegen den Krebs,* der jedem einzelnen von besonderem Nutzen sein kann. *Hingegen bedeuten Planungen von Krankenanstalten und Forschungsstätten an ungeeigneten Plätzen eher eine Vergeudung von öffentlichen Geldern als eine Wohlfahrtseinrichtung für die Allgemeinheit!*

Neben dem Nikotin muß natürlich auch *der Alkoholkonsum oder besser gesagt, der Alkoholmißbrauch mit seinen Folgen für die Gesundheit genannt werden.*

Besonders bei harten Getränken, wie Schnaps, Cognac u. ä. ist ein deutlicher Zusammenhang mit dem Auftreten von Speiseröhrenkrebs, Magenkrebs und vielleicht von Kehlkopfkrebs zu erwarten. Auch die durch Alkohol vielfach ausgelöste Leberzirrhose (Leberschrumpfung) geht in 10—20% in Leberkrebs über. Da natürlich die absolute Alkoholmenge für Schädigungen entscheidend ist, soll vor allem die Mäßigung empfohlen werden und so eine Förderung der Krebsgenese (Entstehung) vermieden werden.

Vom Bohnen-Kaffee ist im allgemeinen bei nicht übertriebenen Mengen nichts Sicheres bekannt, daß durch Kaffee eine Begünstigung der Krebsneigung ausgelöst würde.

Auf dem Symposium on Mechanism of Tumor Promotion and Cocarzinogenesis in Oak Ridge (USA) — 1977 — wurde der Kaffee von einer krebsfördernden Wirkung freigesprochen.

Schließlich darf die langjährige Zufuhr von Medikamenten in diesem Zusammenhang in der Frage einer späteren Krebsentstehung bzw. Krebsförderung nicht vernachlässigt oder bagatellisiert werden. Bisher hat man sich fast nur im Tierversuch darum gekümmert. *Neuere Untersuchungen in Bethesda, USA, haben jedoch gezeigt, daß eine langfristige Verabreichung von bestimmten Arzneistoffen bezüglich Krebsentstehung nicht ungefährlich ist und daher besondere Beachtung verdient. Hier sind vor allem folgende Arzneimittel zu nennen:*

Alkalisierende Stoffe, Anabolika, Cortisone, Griseosulfin, bedingt gewisse Hormone wie Östrogene, im besonderen Östradiol, und Androgene, Reserpin, Methyldopa, Phenothiazine, trizyklische Antidepressiva, Antihistaminika. Auch Arsen und goldhältige Präparate wären noch anzureihen.

Wenn auch dieser Mitteilung von mancher Seite widersprochen wurde, so erscheint doch Vorsicht am Platz und bei mehrjähriger Anwendung wenigstens ein Wechsel des Medikamentes angezeigt.

Diese anamnestischen Angaben (aus der Krankengeschichte) und Mitteilungen über Lebensweise dürften einen wertvollen Beitrag für eine unbedingt unerläßliche ärztliche Untersuchung als grundlegende Information einer Krebsvorsorge beisteuern.

Im folgenden wird versucht, in einer Kurzzusammenstellung die einzelnen Fragen und Hinweise nochmals in einer übersichtlichen Tabelle (Tabelle 5) zur Bewertung vorzustellen, wodurch es auch nichtmedizinisch gebildeten Laien leichter möglich wird, positive und negative Aspekte in der Krebsgefährdung auseinanderzuhalten.

Bei dieser Tabelle soll einschränkend nicht unbeachtet bleiben, daß von manchen Autoren gewisse Faktoren als zu wenig beweiskräftig und daher als untauglich abgelehnt werden. Wenn auch einige Angaben zahlenmäßig schwach belegbar sind, oder aus anderen Gründen angefochten werden, so weisen sie doch wenigstens in die Richtung, in die sie einzustufen sind, und ermöglichen damit durch eine größere Zahl der Hinweise eine deutlichere Abgrenzung des ohnehin schwierig darzustellenden Bildes der Krebsneigung.

Freilich kann bezüglich der Krebsempfänglichkeit nur bei einem Ergebnis, bei dem von möglichst vielen Punkten eine Aussage gemacht wird, ein effektiver Wert für die Praxis ausgewiesen werden. Theoretisches Interesse besteht natürlich auch bei einzelnen Faktoren. Die endgültige Beurteilung muß selbstverständlich dem Arzt überlassen werden, da die richtige Stellenwertbestimmung der verschiedenen Punkte doch Erfahrung und Fachkenntnis voraussetzt. Zu dem ist es unbestritten, um es nochmals zu betonen, daß das Ausmaß einer Krebsgefährdung nur im Verein mit einer klinischen Durchuntersuchung mit den notwendigen Laborwerten bestimmt werden kann.

Nur so können rechtzeitig die notwendigen prophylaktischen bzw. therapeutischen Maßnahmen, auf die später eingegangen wird, durchgeführt werden und viele Menschen von ihrer quälenden Krebsangst bzw. Rezidivfurcht (d. h. wieder an Krebs zu erkranken) befreit werden.

Im folgenden sollen spezielle Hinweise für die Gefährdung der einzelnen Krebslokalisationen (also bestimmte Organkrebse) aufgezählt werden. Wir bezeichnen die Gruppe von Menschen, die dazu neigt, an einem bestimmten Organkrebs zu erkranken, Risikopatienten.

Spezielle Hinweise für die Gefährdung einzelner Organkrebse (Risikopatienten)

I. Brustkrebs (Mammakarzinom):

1. Frauen mit familiärer Brustkrebsbelastung.
2. Frauen, die bereits an einer Brust operiert wurden (wegen Karzinom).
3. Frauen mit frühzeitigem Menstruationsbeginn und späterem Aufhören der Regelblutung (Menopause).
4. Frauen mit chronischer Mastopathie (Brustdrüsenerkrankung).
5. Frauen mit monatelanger Östrogenbehandlung, besonders in der Menopause.
6. Frauen im Klimakterium (nach Aufhören der Menstruation) mit Hormongrad 3—4 im Vaginalsmear nach SCHMITT (spezielle Zelluntersuchung eines Scheidenabstriches).
7. Frauen mit mammographischem Nachweis zahlreicher kleiner Kalkablagerungen. (Ohne vorherige Röntgenbestrahlung.)
8. Frauen mit großen Brüsten.
9. Frauen, die keine Kinder geboren haben und nicht gestillt haben.

10. Frauen, die mehrere Schwangerschaftsunterbrechungen (Abortus) durchgemacht haben.
11. Frauen, die spät geboren haben (nach dem 40. Lebensjahr).
12. Frauen, die einmal oder öfter eine stärkere Verletzung durch Stoß an der Brust erlitten haben.
13. Frauen nach Myomen (KOFLER und ÜBERREITER, 1955).

II. Krebs der weiblichen Genitalorgane:

a) Krebs des Gebärmutterhalses (Collum-Karzinom):

1. Alter bereits ab 30.—35. Jahr.
2. Frauen mit mehreren Geburten (Multiparae).
3. Bei früher Eheschließung bzw. bei Beginn des Geschlechtsverkehrs schon mit sehr jungen Jahren.
4. Mangelnde Sexualhygiene — auch von Seiten des Mannes. Keine Reinigung des männlichen Gliedes vor dem Geschlechtsverkehr; Verunreinigung durch das kanzerogene Smegma (Sekret der Vorhautdrüsen).
5. Daher meist niederer Sozialstandard.
6. Häufiger Partnerwechsel im Sexualverkehr.
7. Bei Abstrich pathologischer Zelltest (Grad 3).

b) Krebs des Gebärmutterkörpers (Corpus uteri Karzinom):

1. Alter ab 45 Jahren.
2. Bei verspätetem Aufhören der Menstruation (späte Menopause).
3. Bei Kinderlosigkeit (Nulliparae).
4. Bei Fettsucht (Adipositas), bei Zuckerkrankheit (Diabetes mellitus), bei Unterfunktion der Schilddrüse (Hypothyreose).
5. Nach Kropfoperation (Strumektomie) (RIMBACH, 1954, u. a.).
6. Bei langfristiger Östrogenzufuhr. Schon bei einer Dauer von sechs Monaten Östrogenbehandlung steigt die Zunahme des Corpus-Karzinom auf das 4,9fache.
7. Manchmal familiäre Häufung.

c) Eierstockkrebs (Ovarial-Karzinom):

(über disponierende Faktoren ist wenig bekannt).

1. Etwa ab 40. Lebensjahr.
2. Bei chronischer Eierstockentzündung.
3. Bei Zysten (Blasen) des Eierstocks.

III. Kehlkopfkrebs (Larynx-Karzinom):

1. Männer zwischen 50 und 70 Jahren.
2. Bei chronischer Kehlkopfentzündung (Laryngitis).
3. Bei Papillomen (gutartige Geschwülste der Haut oder Schleimhaut, bestehend aus Bindegewebe, das von Deckzellen überzogen ist) und bei Polypen (gestielte Schleimhautwucherungen).
4. Bei Pachydermien (Verdickung und Verhärtung der Haut) und bei Leukoplakien (Weißschwielenkrankheit).
5. Bei starken Rauchern.

6. Bei ungepflegtem Gebiß.
7. Bei einseitiger Ernährung (Vitamin A Mangel).
8. Bei Alkoholikern.
9. Bei Arbeitern, die chemischen, mechanischen und thermischen Reizen ausgesetzt sind, wie Eisen- und Metall- und Chemiearbeiter, Berg- und Bauarbeiter, Hochofen- und Glasarbeiter.
10. Bei Sprechberufen.

IV. Lungenkrebs (Bronchus-Karzinom):

1. Männer, die viele Jahre 20 und mehr Zigaretten geraucht haben.
2. Bei Berufen mit erhöhter Staub- und Abgaseexposition: Kohlen- und Bergarbeiter, Chemiearbeiter, Garagenarbeiter und Verkehrspolizisten.
3. Bei chronischer Bronchitis, bei chronischer Lungentuberkulose. (Nicht bei allergischem Asthma).
4. Bei Kranken mit Magengeschwür (wahrscheinlich auch mit dem Rauchen zusammenhängend).
5. Bei Stubenhockern.
6. Bei Vitamin-A-Mangel (einseitige Kost).

V. Magenkrebs (Carcinoma ventriculi) und Speiseröhrenkrebs (Carcinoma oesophagi):

a) Magenkrebs:

1. Bei Alter über 50 Jahren.
2. Bei perniciöser Anämie (bestimmte Blutarmut); 5—10% solcher Patienten erkranken an Magenkrebs.
3. Bei Anacidität (Fehlen der Magensäureproduktion) und bei atrophischer Gastritis (Magenkatarrh, bei dem die Deckzellen des Magens leistungsschwächer werden).
4. Bei Patienten mit erniedrigtem Uropepsin im Harn (bestimmter Eiweißstoff).
5. Familiäre Belastung; 2—4mal größeres Risiko an Magenkrebs zu erkranken.
6. Bei Magenpolypen (gestielte Schleimhautwucherungen).
7. Bei Magengeschwür (Ulcus ventriculi).
8. Nach Magenresektion (Teilentfernung des Magens) vor allem nach Billroth II (20% nach etwa 25 Jahren).
9. Patienten, die sehr häufig sehr heiß (besonders heißes Fett) und hastig essen.
10. Patienten, die viele Jahre (im Alter) alkalisierende (Säure neutralisierende) — Speisesoda und andere — und die Produktion des Magensaftes hemmende Medikamente nehmen.
11. Bei chronischen Alkoholikern.

b) Speiseröhrenkrebs:

1. Meist bei Männern über 50 Jahren.
2. Bei chronischen Alkoholikern.
3. Bei starken Rauchern.
4. Bei Vitamin A Mangel.

VI. Dickdarmkrebs (Colon-Karzinom) und Mastdarmkrebs (Rectum-Karzinom):

1. Alter zwischen 60 und 80 Jahren.
2. Familiäre Polyposis (Auftreten von mehreren Polypen, das sind gestielte Schleimhautwucherungen).
3. Bei adenomatösen (von Drüsendeckzellen ausgehend) Polypen oberhalb einer Größe von 1 cm Durchmesser.
4. Nach Operationen von Tumoren des Magen-Darm-Traktes.
5. Nach einer operativen Entfernung der Gallenblase (in 10%).
6. Bei Colitis ulcerosa (bei Dickdarmentzündungen mit Geschwüren, die jahrelang bestehen).

VII. Krebserkrankungen des Harntraktes (Urogenitaltrakt):

a) Nierenkrebs (Hypernephrom):

1. Männer zwischen 50. und 70. Lebensjahr.
   — Frauen erkranken seltener.
2. Bei Polycythaemie (abnorme Vermehrung der roten Blutkörperchen).
3. Bei Anilinarbeitern.
4. Bei Patienten mit chronischem Nierensteinleiden?

b) Blasenkrebs:

1. Bei Papillomen (gutartige Geschwülste der Haut oder Schleimhaut, bestehend aus Bindegewebe, das von Deckzellen überzogen ist).
2. Bei chronischen Entzündungen: bei Arbeitern, die mit Anilin, Beta-Naphtyl, Benzidin und Toluidin zu tun haben.
3. Bei Nickelarbeitern (nach 2 bis 30 Jahren).
4. Bei starken Rauchern (20 und mehr Zigaretten täglich).
5. Bei Infektion mit Schistosoma-Arten(epidemische Wurmerkrankung in Afrika).

VIII. Krebserkankung des männlichen Genitale:

a) Vorsteherdrüsenkrebs (Prostata-Karzinom):

1. Prostatahypertrophie (Vorsteherdrüsen-Vergrößerung).
2. Neger in USA und Südafrika (geringes Vorkommen in Japan).
3. Bei 70jährigen etwa die Hälfte der Männer erkrankt, ohne daß der Krebs immer zur Todeskrankheit wird.
4. Etwas häufiger bei Verheirateten als bei Unverheirateten?

b) Hodenkrebs (malignes Seminom):

1. Bei Kryptochismus (Hoden noch nicht in den Hodensack gewandert); Risiko 200mal größer!
2. Zelldysplasien (mißgestaltete Zellen im Hoden).
3. Vielleicht auch bei Petroleumarbeitern.

c) Krebs des männlichen Gliedes (Penis-Karzinom):

1. Bei Männern über 60 Jahren mit Phimose (Vorhautverengung).
2. Bei chronischer Entzündung der Eichel (chronische Balanitis).
3. In China und Vietnam besonders häufig (20%).

IX. Hautkrebs (Basalzellen-Karzinom — Basaliom; Pflaster- oder Stachelzellenkrebs — Spinaliom; bösartiges Muttermal — Melanom):

1. Weiße Bevölkerung in Gegenden starker Sonnenstrahlung und Ultraviolettstrahlung: Landarbeiter, Matrosen.
2. Bei wiederholter Einwirkung ionisiernder Strahlen, wie Röntgen.
3. Bei trophischen (ernährungsbedingten) Hautveränderungen: nach Hauttuberkulose (Lupus vulgaris), nach Verbrennungen, nach Schmetterlingsflechte (Lupus erythematodes).
4. Bei Xeroderma pigmentosum (erbbedingte Hautentzündung mit braunen Pigmentflecken), bei Kraurosis vulvae (Verkleinerung und Zellschwund des Scheideneinganges mit Schrunden); bei Leukoplakien (Weißschwielenkrankheit).
   Diese Veränderungen gelten als Vorstadien von Krebs (Präkanzerosen).
5. Bei Arbeitern, die mit Arsen, Pech, Ruß und Teer arbeiten.
6. Vielleicht auch bei pigmentarmen rotblonden Menschen. (Melanom.)

Eine Überprüfung der hier angeführten Angaben in bezug auf die eigene Person macht es mit gewisser Wahrscheinlichkeit möglich, die Krebsneigung in den verschiedenen Organen abzuschätzen.

So könnte im Verein mit den o. a. allgemeinen Faktoren wenigstens ungefähr der eigene Standort bezüglich des Gesundheitszustandes ausgemacht werden. Das Ergebnis wird vielleicht Veranlassung sein, auch wenn keine Beschwerden vorliegen, eine Durchuntersuchung vornehmen zu lassen. So dürfte vielleicht ein Krebsfrühstadium entdeckt werden, das bekanntlich die besten Heilungsaussichten bildet.

In den folgenden Kapiteln wird die allgemeine Behandlung der generellen Karzinomdisposition und die gezielte Nachbehandlung nach Tumoroperationen näher ausgeführt.

V. INTERNE BEHANDLUNG DER ALLGEMEINEN KREBSBEREITSCHAFT ALS KREBSPROPHYLAXE UND STÄNDIGE NACHBEHANDLUNG NACH KREBSOPERATIONEN BZW. BESTRAHLUNGEN ZUR REZIDIVVERHÜTUNG.
(Allgemeine Basistherapie)

Wie wir schon oben ausgeführt haben, *ist man heute allgemein der Auffassung, daß bei der Krebsentstehung neben einem lokalen Reizfaktor eine generelle Krankheitsdisposition eine wichtige Rolle spielt.*

Daraus geht deutlich hervor, daß der erforderliche Therapieplan mehrschichtig sein muß und nur in interdisziplinärer Zusammenarbeit (von mehreren Ärzten verschiedener Fächer) durchgeführt werden kann (KÄRCHER, 1975, u. a.).

Durch die übliche Behandlung: Operation bzw. Bestrahlung wird wohl die Krebsgeschwulst entfernt oder zerstört, die allgemeine Disposition mit den sehr häufig im Körper (versteckt) zurückbleibenden Krebszellen nach einer Operation bleibt aber dabei unbehandelt.

Es ist daher nach einer Krebsoperation bzw. nach einer Strahlenbehandlung unbedingt eine gezielte interne Nachbehandlung zu fordern, die versucht, einerseits die allgemeine Krebsbereitschaft zu behandeln und andererseits vielleicht restierende Krebszellen unschädlich zu machen.

Besteht noch keine Krebsgeschwulst, jedoch eine gewisse Krebsgefährdung, die schon ab 45. Lebensjahr und für gewisse Geschwülste auch früher vorkommen kann, ist ebenfalls eine gezielte interne Therapie anzustreben und nach einem lokalen Faktor zu fahnden, um ihn nach Möglichkeit auszuschalten.

Krebsprophylaxe (Krebsvorbeugung) und Nachbehandlung nach einer Tumoroperation münden also bezüglich der Basistherapie im gleichen Maßnahmenbereich. Im folgenden werden sie einzeln angeführt und besprochen:

1. Gesunde Lebensführung

Es ist verständlich, daß grundsätzlich zur Verhütung und Bekämpfung der generellen Karzinomdisposition, also der trägen Reaktionslage, eine positive Lebenseinstellung mit dem Willen zu einer gesunden Lebensführung oder wenigstens zur Verbesserung derselben, die Basis für weitere Maßnahmen sein muß.

Neben den im folgenden angeführten Faktoren wäre vor allem darauf hinzuweisen, daß eine vernünftige Aufteilung von Arbeitszeit und Ruhepausen mit ausreichendem Schlaf (6—9 Stunden tgl.), je nach Alter von besonderer Wichtigkeit ist. Einseitige Übertreibungen können schwere körperliche und psychische Schäden für die Zukunft auslösen. In der Freizeit soll jeder seiner Lieblingsbeschäftigung nachgehen bzw. in Ruhe (ohne Zeitdruck) Entspannung suchen. Dann wird auch die Belastung des Berufes oder der sonstigen Arbeit nicht zum mißliebigen Streß ausarten und plötzlich auftretende Erschwernisse bzw. Unglücksfälle des Lebens nicht in eine folgenschwere Depression abgleiten. Man soll bemüht sein, sich den äußeren Bedingungen (Familie, Beruf, soziale Stellung und Umwelt) anzupassen, ohne die bekannten Grundprinzipien für die Erhaltung der Gesundheit, auf die anschließend näher eingegangen wird, außer acht zu lassen.

a) Vermeidung von Übergewicht

Dicke und Übergewichtige neigen eher zu Krebs, wie wir schon gehört haben; also wird man auf jeden Fall trachten, das Gewicht langsam abzubauen. Rasche, sogenannte Entschlackungskuren, bei denen in wenigen Wochen 10 und mehr Kilogramm verloren werden, sind aus vielerlei Gründen, hauptsächlich aber, weil sie für den Organismus eine zu große Belastung darstellen, abzulehnen. Außerdem kann es bei einer zu raschen Gewichtsabnahme zu einer gesteigerten Möglichkeit von Gallensteinbildung kommen.

Am besten ist es, weniger zu essen und vor allem die Kohlenhydrate und Fette einzuschränken, sich dabei aber nicht einseitigen Sonderkuren zu verschreiben, die meistens außergewöhnliche Stoffwechselbelastungen mit sich bringen.

Hier sei auch erwähnt, *daß bei gleicher Kalorienzufuhr, aufgeteilt auf sechs bis acht Mahlzeiten, statt nur auf drei eine geringe Gewichtsverminderung möglich wird.* Normalgewicht = Körperlänge in cm minus 100 (Broca-Index). Dabei weisen natürlich die einzelnen Körperbautypen, wie Astheniker (zart — schlank), Pykniker (kräftig — untersetzt) geringe Unterschiede auf. Das National Research Council in den USA meint, daß ein normalgewichtiger Mensch sein Gewicht, das er mit 22 Jahren hatte, während des gesamten weiteren Lebens behalten sollte. Nur wenn die Kalorienzufuhr ab dieser Zeit pro Dekade (Zeitraum von 10 Jahren) um ungefähr 5% gesenkt wird, wird diese Forderung in der Praxis möglich. Ein Übergewicht von 10% hat durchschnittlich eine Lebensverkürzung von 1,7 Jahren zur Folge. Auf jeden Fall bedarf es einer besonderen Selbstbeherrschung, man möchte fast sagen, einer Lebensanschauung, die nicht die möglichst großzügige Ausschöpfung der menschlichen Genußpalette anstrebt, sondern die Erfüllung einer Lebensaufgabe mit Einordnung bzw. Unterordnung in der Gemeinschaft als Ziel anpeilt. Damit eng verbunden ist die Erhaltung der Gesundheit und Leistungsfähigkeit bzw. die Einsicht, was ein gesundes Leben an Krankheiten und Beschwerden erspart.

b) Psychische Einstellung

Oberstes Gebot ist hier die Wertschätzung der Gesundheit. Damit sollte bereits in der Jugend begonnen werden. Leider wird heute in dieser Richtung noch viel versäumt: In dem ständigen Einhämmern der Vorstellung der persönlichen Freiheit in der heutigen Gesellschaft vergißt man, ja übersieht vielfach den Willen zur Gesunderhaltung zu fördern und zu schärfen. Wenn nämlich schon frühzeitig jedem Menschen klar gemacht wird, welchen Wert die Gesundheit hat, dann werden gewisse Einschränkungen bzw. notwenige Maßnahmen nicht zur Qual, sondern werden in Aussicht auf so viele Freuden und Vergnügungen des Lebens in Kauf genommen, ja bei entsprechender Motivierung in wahre Lebensfreude umgemünzt.

c) Aktive Bewegung. (Gymnastik und Sport besonders in frischer Luft)

Gerade im Alter soll man mehr Bewegung machen, da die katabolischen (abbauenden) Stoffwechselprodukte die aufbauenden Prozesse besser ankurbeln. Spazierengehen, Wandern, Schwimmen müssen hier gerade für ältere Menschen als besonders wertvoll und kaum verletzungsanfällig an erster Stelle genannt werden. Sportarten, wie Tennis, Rudern, Schilanglauf (der alpine Schilauf ist wegen der größeren Gefahr von Verletzungen eher weniger empfehlenswert), Eislaufen können bis ins höhere Alter zum Nutzen des allgemeinen Gesundheitszustandes betrieben werden. Jeder Kampf- oder Turniersport ist im Alter besser abzulehnen.

Hingegen muß betont werden, daß durch ständiges Training der altersbedingte Abfall der Leistungsfähigkeit entscheidend eingeschränkt werden kann. *So werden bei geübten, also trainierten, Personen im sechsten Lebensjahrzehnt Leistungswerte von Herz und Kreislauf beobachtet, die den Mittelwerten von 30 Jahre jüngeren untrainierten entsprechen.* Also schon von Jugend an reichlich Bewegung, d. h. Sport betreiben!

Wenn wir uns *die physiologischen Auswirkungen eines ständigen* sportlichen Trainings vor Augen halten, verstehen wir recht gut, daß eine regelmäßig durchgeführte körperliche Bewegung in frischer Luft nicht nur für eine Verhinderung von Kreislauf- und Herzerkrankungen, sondern auch zur Krebsverhütung von großer Bedeutung ist.

Folgende interessante Veränderungen werden nach sportlichem Training festgestellt (KEUL, 1971):

1. Zunahme der Mitochondrienzahl in den Zellen. Das sind jene Zellbestandteile, die wir schon als Träger der inneren Atmung kennengelernt haben. Sie sind, wie bereits erwähnt, beim Krebs vermindert.
2. Erhöhte Sauerstoffauswertung; beim Krebs hingegen herabgesetzt.
3. Abnahme des Kohlenhydratabbaues und damit reduzierte Milchsäurebildung. Bei Krebs Milchsäurebildung vermehrt.
4. Zunahme der Fettsäureoxydation; bei Krebs erniedrigt.
5. Verminderung der Triglyceride (Neutralfette).
6. Steigerung der HDL (*H*igh *D*ensity *L*ipoproteine), die eine Schutzwirkung gegen Cholesterinablagerungen (beginnende Arteriosklerose) und einen Leberschutz ausüben.

Schon im vorigen Jahrhundert haben Ärzte auf die Wichtigkeit der körperlichen Bewegung für den Gesundheitszustand hingewiesen. Schweninger, der berühmte Leibarzt Bismarcks, hat bereits vor 100 Jahren empfohlen, täglich wenigstens zwei Stunden spazierenzugehen. Wenn diese Empfehlung schon während der Zeit der Berufstätigkeit nicht möglich war, so sollte man wenigstens im Ruhestand nicht darauf verzichten. Es ist nie zu spät, damit zu beginnen. Freilich bei physisch wenig aktiven Menschen sollte die notwendige Vorsicht nicht außer acht gelassen werden und die Aufnahme oder Wiederaufnahme einer sportlichen Tätigkeit unbedingt erst nach einer ärztlichen Untersuchung begonnen werden.

d) *Genußgifte:* Nikotin.

Daß Rauchen gesundheitsschädlich ist, weiß heute bereits jedermann. Daß aber trotzdem der Nikotinkonsum nicht zurückgeht, ist sehr sonderbar und muß dem Mangel an Gesundheitsbewußtsein bzw. dem Zeitgeist einer möglichst breitgestreuten Genußsucht ohne Kenntnis der Folgen zur Last gelegt werden.

Es ist heute hinreichend erwiesen, daß die Krebserkrankung der Luftwege und zum Teil der Blase wesentlich häufiger bei Rauchern anzutreffen ist. Die Sterblichkeit ist umso größer, je früher mit dem Rauchen begonnen wurde. Umgekehrt ist die Krebserkrankungsziffer entsprechend niedriger, je früher das Rauchen aufgegeben wurde.

Repräsentative Untersuchungen zeigen, *daß starke Raucher (20 Zigaretten und mehr pro Tag) im Verhältnis zum Nichtraucher neunmal häufiger an Lungenkrebs erkranken.*

Je stärker geraucht wird, desto höher die Absterbekurve. Siehe Tabelle 6.

Tabelle 6:

Täglich gerauchte Zigaretten	Todesraten
nie geraucht	1,0
weniger als 10	1,34
10—19	1,70
20—29	1,96
40 und mehr	2,23

Diese Zahlen stammen aus einer Studie, die über 44 Monate von HAMMOND und HORN (1958) beobachtet wurde.

Ferner wäre noch darauf hinzuweisen, daß auch das Inhalieren die Schäden des Rauchens noch wesentlich erhöht. Pfeifen und Zigarrenrauchen ist weniger schädlich. Daß passive Raucher, d. h. daß Menschen, die sich in einem Raum aufhalten, wo stark geraucht wird, auch Schaden erleiden, steht heute außer Zweifel. Dazu wird aus den USA bekannt, daß Frauen, die nicht rauchen, vier Jahre früher sterben, wenn der Mann starker Raucher ist, als wenn der Mann Nichtraucher ist. Da im allgemeinen die Rücksichtnahme auf andere Menschen leider oft nicht sehr groß ist, wäre es im Interesse der vielen Nichtraucher notwendig, daß sich der Gesetzgeber dieser Problemstellung annimmt und hier wenigstens Lösungsversuche anbietet.

Auch Zigarettenfilter bringen nicht den erwarteten Vorteil: zwar wird dabei weniger Nikotin und Teer aufgenommen, aber leider wird der Raucher um ein Drittel höher mit Kohlenmonoxyd belastet.

Wenn auch der Hauptanteil der höheren Sterblichkeit der Raucher auf das Konto der Herz- und Kreislauferkrankungen geht, so ist doch der Anstieg des Lungenkrebses in jenen Ländern besonders hoch, wo auch der Zigarettenkonsum außergewöhnliche Höhen erreicht (z. B. in Finnland).

Also: Eine wesentliche Einschränkung des Rauchens, etwa höchstens 10 Zigaretten täglich oder bedeutend besser überhaupt zu rauchen aufzuhören, muß als wertvolle Empfehlung im Rahmen einer aktiven Krebsprophylaxe herausgestellt werden.

Alkohol:

Alkoholische Getränke können in mäßigen Mengen genossen werden, ja, sie regen den Stoffwechsel sogar in günstiger Weise an (naturbelassene Weine ein bis zwei Viertel täglich, Bier individuell verschieden $^1/_2$ bis 1 l täglich).

„Rotwein ist für alte Knaben eine von den besten Gaben“ (Wilhelm Busch).

Von hochprozentigen alkoholischen Getränken ist eher abzuraten, obwohl wöchentlich ein bis zwei kleine Gläschen (Stamperln) nicht unbedingt verboten sind, vorausgesetzt, daß Magen, Darm und Leber nicht ernstlich erkrankt sind.

In letzter Zeit sind in der Presse Vorwürfe laut geworden, daß Bier krebserregende Stoffe enthalte, und daher für ältere Menschen nicht empfehlenswert erscheine. Da es sich hier nur um kleinste Mengen handeln kann, hat diese an sich nicht erhärtete Beobachtung für die Praxis wenig Bedeutung. Im übrigen hat der Organismus sicherlich schon gelernt, mit kleinen Mengen Schadstoffen, wie wir schon erwähnt haben, fertig zu werden; denn sonst müßte bei dem nicht geringen Bierkonsum in manchen Ländern die Krebserkrankung noch häufiger auftreten. In diesem Zusammenhang soll festgehalten werden, daß man mit derartigen Meldungen der Bevölkerung keinen Dienst erweist, wenn sich solche Beobachtungen nur auf theoretisch interessante, aber noch nicht bewiesene Befunde stützen und damit in der Praxis eigentlich grundlos Angst und Unsicherheit erzeugen.

2. Krebsfeindliche Ernährung

Im Rahmen einer gesunden Lebensführung nimmt die Kost, d. h. was in einem längeren Zeitabschnitt (viele Monate bis Jahre) gegessen wird, *einen besonders wichtigen Platz ein.*

Vorerst sollen einige allgemeine Bemerkungen gemacht werden:

Obwohl unsere Kenntnisse der Ernährungsphysiologie (normaler Ernährungsablauf) in den letzten Jahrzehnten wesentlich erweitert wurden, ist die Frage nach optimalen Ernährungsvorschriften von der Jugend bis ins höhere Alter noch nicht in allen Einzelheiten vollgültig beantwortet. Ja, was die Krebsgefährdung bzw. den Krebspatienten betrifft, wird der Ernährung leider von vielen Seiten eine maßgebliche, kausale (ursachenbedingte) Bedeutung überhaupt abgesprochen oder es werden unterschiedliche, um nicht zu sagen, gegensätzliche Auffassungen vertreten. Das bedeutet verständlicherweise eine große Verunsicherung. Besonders, wenn man dann auf einen Arzt trifft, der mit dem Brustton der Überzeugung erklärt: Sie können alles essen, es ist nichts bewiesen.

Sich im Dschungel der Meinungen und Gegenäußerungen zurechtzufinden, ist selbst für einen kundigen Mediziner nicht leicht. Erst in den letzten Jahren schält sich bei Durchsicht der Literatur doch in überwiegender Mehrheit die Auffassung heraus, *daß bei der Allgemeinerkrankung Krebs der Faktor Ernährung nicht mehr übersehen werden darf und daher unbedingt auch im Therapieplan entsprechend berücksichtigt werden muß.*

Der kritische Kliniker will von der Ernährung auf jeden Fall und bei jedem Patienten, der sie einhält, die gleichen Ergebnisse feststellen. Darin liegt aber ein gewisser Irrtum, denn bei gleicher Ernährung mit verschiedener Lebensführung wird man kaum immer die gleichen Ergebnisse erzielen:

So hat man z. B. beobachtet, daß Schwerarbeiter mit einer Kost reich an tierischen Fetten weniger Arteriosklerose aufzuweisen haben, als Menschen in sitzenden Berufen mit fettarmer Diät. Daraus zu folgern, daß tierische Fette für die Entstehung der Arteriosklerose bedeutungslos sind, wäre grundfalsch; mit anderen Worten, *einer bestimmten Diät kann der richtige Stellenwert nur im Rahmen der gesamten Lebensführung zugeordnet werden.*

Die Vielschichtigkeit bzw. das multifaktorielle Verhalten des genannten Problems macht also die Unsicherheit, d. h. unterschiedliche Ergebnisse einigermaßen verständlich.

Es wird an sich sehr schwer sein, bei größeren Gruppen unter völlig gleichen Lebensbedingungen eine bestimmte Kost längere Zeit zu prüfen und in ihren Auswirkungen zu beurteilen. *Deshalb wird eine einwandfreie Beweisführung der Diätfrage bei der Krebserkrankung wegen der Komplexität in der Praxis nur bedingt möglich sein.* Man wird sich daher beim Diätproblem im wesentlichen auf theoretische Unterlagen (Krebsentstehung und Stoffwechsel der Krebszellen) stützen müssen und mit kleineren Zahlen unter gleichen Lebensbedingungen bzw. mit persönlicher Erfahrung bescheiden müssen.

Da heute, wie schon mehrfach erwähnt, die Mehrzahl der Experten mit überzeugender Begründung annehmen, daß die Krebserkrankung eine allgemeine Erkrankung ist, *muß der nächste zwingende Schluß aus dieser Vorstellung die Anerkennung der großen Bedeutung einer bestimmten Ernährung für den Krebs sein.*

Ähnlich der Zuckerkrankheit (Diabetes) oder der Gicht (Purinstoffwechselstörung), bei denen als Allgemeinerkrankung die Diät Grundlage der Therapie ist, *darf auch in Zukunft beim Krebs die Notwendigkeit einer bestimmten Kost nicht geleugnet oder abgelehnt werden.*

Jeder, der sich viele Jahre mit dem Ernährungsproblem der Krebsgefährdung befaßt, wird zugeben, daß in der letzten Zeit die Mehrzahl der Ernährungsvorschriften fast einheitlich ist. Allerdings kann nur in einer Gesamtschau über Alter, Beruf, Stuhltätigkeit, Sport, Genußgifte, durchgemachte Erkrankungen bezüglich der Zusammensetzung der Ernährung die richtige Bewertung für die Praxis getroffen werden.

Nach dem Gesagten muß aber bereits heute, wenn auch noch größere Statistiken fehlen und die zwingende Einsicht zur Notwendigkeit einer bestimmten Antikrebskost noch nicht Allgemeingut ist, *vom Krebsarzt (Onkologen) eine bestimmte Kost als Grundlage einer internen Behandlung der allgemeinen Krebsbereitschaft bzw. der Krebserkrankung gefordert werden.* Die pathogenetischen (durch Krankheitsentstehung bedingten) Umstände und praktische Erfolge liefern dafür ein beredtes Zeugnis.

Den von Gegnern dieser Auffassung vorgebrachten Einwänden, daß keine beweiskräftigen Zahlen bezüglich einer bestimmten Krebskost vorliegen, *wäre entgegenzuhalten, daß die Diät wegen der Vielfalt der*

Einflußfaktoren auf das Krebsgeschehen nicht solitär unter den verschiedensten Verhältnissen *beurteilt werden darf,* was aber bis jetzt gewöhnlich geschehen ist.

Bevor wir im einzelnen auf die Kost eingehen, sollen ganz allgemein *bezüglich Essen einige grundsätzliche Empfehlungen ausgesprochen werden:*

1. *Jede Überernährung ist schlecht.* Ein Zuviel an Kalorien ist zu vermeiden (es wurde schon mehrmals darauf hingewiesen). Edimus, ut vivamus, non vivimus ut edamus *) (siehe Tabelle 7).

Die Einschaltung von Hunger- oder Fasttagen, wie sie die meisten Religionen verlangen, ist für die Gesunderhaltung ausgezeichnet.

2. *Langsam essen;* nicht hastig, nicht zwischen Geschäftsbesprechungen oder Telefonaten rasch, womöglich stehend eine wenn auch kleine Mahlzeit hinunterschlingen. Die Speisen sollen gut gekaut und eingespeichelt werden. Man vergißt gewöhnlich, daß der Verdauungsvorgang schon im Mund beginnt. Gut gekaut, ist halb verdaut!

3. *Nicht heiß und nicht sehr kalt essen!* Die Erfahrung lehrt, daß besonders heißes Fett wie überhaupt heiße Speisen, wenn sie jahrelang eingenommen werden, die Krebsneigung in der Speiseröhre und im Magen begünstigen. Bei allzu häufiger Zufuhr stets eisgekühlter Getränke und Speisen, z. B. bei Anhängern von reichlich Eiscreme, wie das speziell in New York üblich ist, kommt es eher zur Geschwürsbildung des Magen-Darm-Traktes. Also nicht ständig sehr heiße Speisen und Getränke einnehmen und mit dem Eisessen vernünftig haushalten.

4. Besser öfter kleinere Mahlzeiten täglich (5—7 Mahlzeiten besonders bei schweren Krebskranken) als nur drei Mahlzeiten wie üblich.

5. Bei einer empfehlenswerten Kost dürfen die Speisen nicht mehrmals aufgewärmt werden.

Im folgenden wird die Diät zur Krebsverhütung bzw. die Kost nach Tumoroperationen ausführlich besprochen. Sie baut auf fundierten theoretischen Unterlagen auf und wird von vielen Experten im eigenen Erfahrungsbereich erfolgreich angewendet.

Nach den heute geltenden Anschauungen wird bei Krebsgefährdung bzw. Krebspatienten eine gemischte Kost mit weitgehender Einschränkung von tierischem Fett und Zucker bei Zufuhr von säuernden Produkten sowie reichlich Obst und Gemüse — Rohkost empfohlen. Was das tierische Fett betrifft, spannt sich der Bogen individuell vom strikten Verbot bis zur maßvollen Verwendung. An Stelle von tierischem Fett sollen Pflanzenöle, da sie frei von Cholesterin sind, bevorzugt Verwendung finden. Bezüglich des Zuckers ist zu sagen, daß nur geringe Mengen von Fruchtzucker (Laevulose) und Milchzucker (Lactose) empfohlen werden können, während der übrige Zucker am besten fast aus dem Gebrauch zu streichen ist.

---

*) Wir essen, um zu leben; wir leben nicht, um zu essen.

Tabelle 7: **Empfehlungen der Kalorienzufuhr bei Erwachsenen verschiedenen Körpergewichts und Alters** (National Research Council, 1968) **bei leichter physischer Aktivität.** Zitiert nach Geriatrics 24 (1969), 38

Körpergewicht in kg	Alter in Jahren 45 Jahre	65 Jahre
	Kalorien (1 Kilojoule = 4,2 Kilokalorien)	
Männer		
50	2.000	1.850
55	2.150	1.950
60	2.300	2.100
65	2.400	2.200
70	2.600	2.400
75	2.700	2.500
80	2.800	2.600
85	2.950	2.700
90	3.100	2.800
95	3.200	2.900
100	3.400	3.100
Frauen		
40	1.450	1.300
45	1.550	1.450
50	1.650	1.500
55	1.800	1.650
58	1.850	1.700
60	1.900	1.700
65	2.000	1.850
70	2.100	1.950

Da, wie wir schon gehört haben, beim Krebs eine Alkalose (Überwiegen der basischen Elemente) besteht — erscheint es plausibel, eine gegenteilige Reaktionslage durch Säurezufuhr (Salzsäure, Milchsäuretropfen, säureüberschüssige Nahrung) anzustreben.

Es ist klar, daß neben einer ausgeglichenen Energiebilanz eine ausgewogene Zusammenstellung der Nährstoffe: Eiweiß, Kohlenhydrate und Fette auch eine optimale Vitamin-, Mineral- und Fermentversorgung beachtet werden muß, ohne daß dabei auf individuelle Anpassungen und Wünsche verzichtet werden soll.

Naturgemäß ergeben sich hierbei gewisse Probleme, weil wir von fast allen Nährstoffen den Minimalbedarf kennen, nicht aber das Optimalquantum. Darüber hinaus muß auch auf den Stoffwechsel der malignen Tumorzellen Bedacht genommen werden. Vorerst werden zum besseren Verständnis theoretische Unterlagen noch kurz erläutert.

Wir haben bereits bei der Darstellung der Krebsentstehung gehört, daß der Cholesteringehalt der Krebszelle vermehrt ist, und die Höhe der Cholesterinmenge in der Krebszelle parallel mit der Wachstumspotenz geht: Also je mehr Cholesterin, desto rascher das Wachstum. In zahlreichen Tierversuchen, wie auch durch ärztliche Erfahrung beim Menschen, konnte nachgewiesen werden, *daß eine cholesterinreiche Kost das Tumorwachstum fördert. Das gleiche gilt für die Zufuhr von Zucker (Di- und Monosacchariden).*

In diesem Zusammenhang muß auch wieder daran erinnert werden, daß Glukose (Zucker) die Atmung in den Krebszellen hemmt (Crabtree-Effekt) und andererseits die Tumorzellen einen ausgeprägten Pasteur-Effekt zeigen, d. h. daß die Atmung die Gärung (Glykolyse) unterdrückt oder anders erklärt, daß bei Wegfall der Atmungshemmung die Glykolyse der Krebszellen und damit ihr Wachstum gesteigert wird.

Daher wird man bestrebt sein, den Blutzuckerspiegel in normalem Rahmen zu halten und auf jeden Fall rasche Erhöhungen, wie sie nach Zuckereinnahme auftreten, zu verhindern, um den Krebszellen keinen Wachstumsimpuls zu geben.

Besprechung der einzelnen Nährstoffe

1. Eiweißstoffe:

Das Nahrungseiweiß, auch als Protein bezeichnet, setzt sich aus verschiedenen Aminosäuren zusammen. Die Eiweißmenge, die ausschließlich für Aufbau und Ersatz körpereigenen Eiweißes gebraucht wird, soll ungefähr 15—20% der Gesamtenergiezufuhr betragen. Der in Kalorien ausgedrückte Brennwert beträgt für Eiweiß 4 kal/g = 16,73 KJ (1 Kilokalorie = 4,184 Kilojoule (KJ)).

1—1,3 g Eiweiß pro Kilogramm Körpergewicht ergibt eine empfehlenswerte Eiweißmenge, das sind 50—90 g pro Tag; davon sollen 50% tierischen Ursprungs sein. Siehe Tabelle 8.

Tabelle 8: **Eiweißstoffe**

Erlaubt	Verboten (bzw. eingeschränkt)
Sauermilcherzeugnisse und Käse mit Fettgehalt nicht über 30%. Fettere Käse nur ausnahmsweise (einmal wöchentlich).	Schmelzkäse und geräucherte Käse.
Mageres Fleisch vom Kalb, Rind, Lamm, Pferd, Kaninchen.	Fleischkonserven; Schweinefleisch beschränkt.
Wild: Fasan, Rebhuhn, Wildhase.	Räucher- und Pökelfleisch (Schinken), Wurstwaren, Innereien.
Leber vom Kalb, einmal wöchentlich.	Fette Fische (Aal).
Fische (magere).	Fischkonserven.
Huhn, Taube (Truthahn).	Schalentiere (nur 1—2 × monatlich erlaubt).
3—5 Eier wöchentlich (nach Möglichkeit Frischeier).	Mastgeflügel (gelegentlich erlaubt).
Pflanzliche Eiweiße:	
Linsen, Erbsen, (Soja-)Bohnen besonders empfehlenswert.	
Nüsse (außer Erdnüsse).	

Im allgemeinen ist das tierische Eiweiß wegen seines höheren Gehaltes an sogenannten essentiellen Aminosäuren hochwertiger als pflanzliches. Das sind Aminosäuren, die der Organismus selbst nicht erzeugen kann, sie aber zur vollen Leistungsfähigkeit unbedingt benötigt.

Da der Körper keine nennenswerten Eiweißreserven anlegen kann und nicht in der Lage ist, aus anderen Nährstoffen Eiweiß zu bilden, müssen die täglichen Eiweißverluste, die durch die Zellregeneration (Zellerneuerung) durch Enzymbildung (Eiweißstoffe, durch die chemische Prozesse ausgelöst werden), durch Hormone, durch Sekrete und schließlich durch Blutersatz entstehen, abgedeckt werden.

Es kann also täglich, wie nach bisheriger Gepflogenheit, oder zwei bis drei Tage in der Woche Fleisch gegessen werden (einmal täglich), *außerdem wird man natürlich auch Milch- und Pflanzeneiweiß verwenden:* Magere Sauermilchprodukte, Quark, Käse, *im allgemeinen nicht über 30% Fettgehalt,* Vollkornerzeugnisse, Kartoffeln; Sojabohnen und Sojamehl sind auch wegen des hohen Lecitingehaltes besonders zu empfehlen. *Fettes Fleisch (wegen des höheren Cholesteringehaltes) ist grundsätzlich zu verbieten. Bezüglich Schweinefleisch ist je nach Lage und Situation des Betroffenen zu entscheiden, auf jeden Fall aber eine Einschränkung zu empfehlen* (hoher Cholesteringehalt 150 mg—900 mg pro 100 g Grundsubstanz). *Rindfleisch* mit 125 mg Cholesterin und *Kalbfleisch* mit 65 mg Cholesterin (Durchschnittswerte) ist *dagegen erlaubt. Kaninchenfleisch* ist wegen des hohen Lecithingehaltes (700 mg pro 100 g Grundsubstanz) bei geringem Cholesteringehalt 50 mg pro 100 g Grundsubstanz und *ebenso Pferdefleisch* mit 960 mg Lecithingehalt pro 100 g Grundsubstanz mit Recht zu bevorzugen. (Lecithin gilt als willkommener Gegenspieler des schädlichen Cholesterins!)

Innereien sind im allgemeinen wegen des hohen Cholesteringehaltes *vom Speiseplan abzusetzen.* Jedoch kann die Kalbsleber trotz des höheren Cholesteringehaltes (360 mg pro 100 g Grundsubstanz), der durch den überhöhten Lecithingehalt (850 mg pro 100 g Grundsubstanz) teilweise ausgeglichen wird, und wegen größerer Eisen- und Vitaminmengen einmal wöchentlich empfohlen werden.

Bezüglich Wild und Wildgeflügel schwanken die Angaben über Cholesteringehalt zwischen 50 mg und 110 mg pro 100 g Grundsubstanz. Besondere Bedenken gegen Wildgenuß dürften daher nicht anzumelden sein.

Hingegen muß mit aller Deutlichkeit von häufigem Genuß von gepökelten (also mit viel Kochsalz und Salpeter behandelten) *und geräucherten Fleisch-, Wurst- und Fischwaren gewarnt werden.* Denn aus dem Salpeter können die hochwirksamen krebserzeugenden Nitrosamine entstehen; *durch den Räucherprozeß dringen krebserzeugende Teerprodukte (Phenol, Formaldehyd) in das Fleisch ein.* Deshalb ist auch von einem langjährigen täglichen Wurstgenuß, besonders im Alter, unbedingt abzuraten. Auch Speisen vom Holzkohlengrill können wegen des dabei entstehenden äußerst gefährlichen krebserzeugenden 3,4 Benzpyren nur ausnahmsweise erlaubt werden.

Was den Eiverzehr betrifft, sind wöchentlich drei bis fünf Eier erlaubt. Ähnlich wie bei der Kalbsleber wird auch hier der höhere Cholesteringehalt (463 mg pro 100 g Grundsubstanz) durch vermehrten Lecithingehalt (3700 mg pro 100 g Grundsubstanz) „entschärft". Natürlich wird man Frischeier stets bevorzugen; es geht aber vielleicht doch zu weit und ist auch praktisch nicht durchzuführen, auf Kühlhauseier oder im Wasserglas konservierte Eier wegen eines vermeintlichen Gesundheitsschadens zu verzichten.

Von den Fischen sollen nur frische oder tiefgekühlte magere Fische Verwendung finden. Hier wären Seefische — so sie nicht aus verseuchten Meeren kommen — *besonders in den Alpengegenden wegen des Jodgehaltes zu empfehlen.*

Wissen wir doch, *daß die Krebshäufigkeit umgekehrt mit dem Jodgehalt der Nahrung im Zusammenhang steht: Je mehr Jod in der Nahrung, desto weniger Krebs!*

Mit dieser Tatsache scheint auch das relativ seltenere Vorkommen der Krebskrankheit in den jodreichen Mittelmeerländern zu erklären zu sein und andererseits dürfte Jodmangel (bzw. die Kropfhäufigkeit in Österreich) für unseren traurigen Rekord der Krebstodesziffern in Österreich wenigstens zu einem gewissen Teil anzuschuldigen sein.

Fischkonserven mit reichlich Fett sind verboten. Schalentiere sollen nicht regelmäßig, sondern nur ausnahmsweise genossen werden, da sie einen hohen Cholesteringehalt (bis zu 230 mg pro 100 g Grundsubstanz) aufweisen und außerdem reich an Arginin, einer stark wachstumsanregenden Aminosäure, sind.

Während also Sauermilchprodukte, wie schon erwähnt, und Magerkäse (Fettkäse nur ausnahmsweise) *als sehr günstige Eiweißspender zu nennen sind, ist gewöhnliche Vollmilch höchstens 1/4 l täglich erlaubt, da sie alkalisierend auf den Organismus wirkt und eine Alkalose als Krebswachstum anregend gilt. Außerdem enthält Kuhmilch praktisch keine mehrfach ungesättigten Fettsäuren (Vitamin F), nur 0,15—0,23%.* Auf diesen Nachteil kommen wir später noch zurück.

Trotz dieser Einschränkung des gewöhnlichen Milchgenusses bei Krebsgefährdeten und Krebskranken im Rahmen einer gemischten Kost *hat die Empfehlung, Milch zu trinken, für jüngere Menschen, Sportler und natürlich Schwangere volle Berechtigung, ja sogar besondere Bevorzugung.* Das sei nur nebenbei erwähnt, ohne auf die Gründe näher einzugehen.

Schließlich sei noch darauf hingewiesen, daß Eiweißkost auf den Organismus säuernd wirkt und damit auch bezüglich der Bekämpfung der Krebsalkalose einen Vorteil bedeutet.

Kohlenydrate:

Sie bilden den Hauptanteil der Nahrung und sollen 55—60% der gesamten Kilokalorien- bzw. Kilojoulezufuhr (KJ) betragen; also eher weniger, als üblicherweise im Kostplan für gesunde Menschen empfohlen wird! 1 g Kohlenhydrat liefert wie Eiweiß 4 Kalorien = 16,73 Kilojoule (KJ).

Siehe Tabelle 9

Im wesentlichen kommen Stärke und ballaststoffhaltige Kohlenhydrate (Polysaccharide) in Frage. Dextrose (Traubenzucker), Saccharose (Rohrzucker; das ist der übliche Haushaltszucker) und Maltose (Malzzucker) sind praktisch auszuschließen, denn diese Zucker begünstigen eine Wachstumssteigerung und eine Erhöhung des Fettgehaltes im Blut (Hyperlipämie) mit einer Steigerung des Cholesterinspiegels, dessen gefährliche Bedeutung für die Krebskrankheit schon oben auseinandergesetzt wurde. Hier sei auch noch bemerkt, daß *der braune Zucker* die gleiche Zusammensetzung hat wie der weiße, nur weniger raffiniert ist und daher ebenfalls nicht gutzuheißen ist. Auch *die Melasse,* der Rückstand bei der Zuckerfabrikation, ist für die Kost bei Krebsgefährdung nicht geeignet.

Lediglich *der Milchzucker (Lactose),* der zum Teil durch bakterielle Vergärung im Darm in Milchsäure umgewandelt wird, kann in kleineren Mengen gestattet werden, denn durch die Milchsäure kommt es im Darm zu einer Entgiftung von Fäulnisprodukten. Auch die leicht laxierende (abführende) Wirkung des Milchzuckers ist bei Krebspatienten sehr willkommen.

Wie Milchzucker kann auch Fruchtzucker (Laevulose), der die Bauchspeicheldrüse weniger belastet, in Dosen von 1—2 Kaffeelöffel täglich neben *künstlichen Süßstoffen* verwendet werden. In diesem Zusammenhang muß klargestellt werden, daß die immer wieder in der Tagespresse auftauchenden *Anschuldigungen, daß künstliche Süßstoffe (Zyklamate) als besonders krebserregend einzustufen sind, eindeutig widerlegt wurden.* Denn in den Tierversuchen, auf die sich diese Meldungen stützen, wurde mit über 100fachen Dosen gearbeitet, wie sie beim Menschen praktisch nie im Gebrauch sind.

Der vielgerühmte *Honig darf wegen seines Traubenzuckergehaltes nur in kleinen Dosen (1 Kaffeelöffel) täglich genommen* werden. Schließlich wäre noch zu erwähnen, daß Weißmehl, Grieß, polierter Reis keinen besonderen biologischen Wert besitzen, während *Vollkornbrot, Haferprodukte und ungeschälter Reis wegen der erhaltenen Vitalstoffe* (Vitamine, Fermente — Eiweißstoffe, die chemische Reaktionen auslösen —, Spurenelemente) *zu empfehlen sind.*

In diesem Zusammenhang erscheint es angebracht, nochmals darauf hinzuweisen, daß ganz allgemein jede plötzliche stoßartige Überschwemmung mit rasch resorbierbaren Kohlenhydraten, also Zucker, sich ungünstig auswirkt. Denn offensichtlich stellen die rasch ent-

Tabelle 9: **Kohlenhydrate**

Erlaubt	Verboten (bzw. eingeschränkt)
Vollkornerzeugnisse aus Weizen, Roggen, Gerste, Hafer, Hirse.	Stärkemehl, Weißmehl (Weißbrot und Weißgebäck).
Fruchtzucker, Milchzucker, Honig (nur sehr wenig — 1—2 Kaffeelöffel täglich insgesamt). Statt Zucker künstliche Süßstoffe in mäßigen Mengen.	Haushaltszucker, Traubenzucker, Malzzucker.
Alle Beerenfrüchte und jedes Obst (Marmeladen für Diabetiker; am besten mit Fruchtzucker).	Schokolade, Nougat (nur ausnahmsweise erlaubt).
Pektin zum Einkochen.	Sehr süße Früchte, wie Datteln, Feigen (nur ausnahmsweise erlaubt).
Alle Gemüsearten (auch tiefgekühlt).	Langes Kochen, langes Wässern und Aufwärmen von Gemüse.
	Konservengemüse (außer in Essig oder Milchsäure konserviert).

standenen Gipfel der Blutzuckerkurve für den Krebskranken eine besondere Gefahr dar. Das heißt, der erhöhte Blutzucker bietet für den Tumor ein übermäßiges Nahrungsangebot und führt dadurch eine Wachstumssteigerung herbei.

Gemüse und Obst:

Sie gehören schon wegen des reichlichen Zellulosegehaltes (schwerer aufschließbare Kohlenhydrate), *die bekanntlich maßgeblich stuhlfördernd wirken, unbedingt zu einer gesunden Ernährung.* Auch der Gehalt ihrer Vitalstoffe und der essentiellen Aminosäuren (bestimmte Eiweißkörper, die der Organismus nicht aufbauen kann) bedeutet einen biologischen Vorteil.

Alles, was roh gegessen werden kann, soll nicht gekocht werden, um nachteilige Vitamin- und Fermentverluste zu vermeiden. Rohkost wird am besten am Anfang einer Mahlzeit eingenommen. Der Grundsatz, *wenigstens einmal täglich einen kleinen Rohkostteller zu essen, ist auch für den Krebsgefährdeten bzw. Krebspatienten voll gültig.*

Wegen eines geringen Säureüberschusses (zur Bekämpfung der Alkalose beim Krebs) sind vor allem Kohl (Sauerkraut), Erbsen, Linsen, Bohnen, die außerdem durch einen hohen Lecithin- und Eisengehalt ausgezeichnet sind, sowie Kürbis und rote Rüben (rote Bete) — als Saft oder der ganze Knollen mit ihren Farbstoffen als Biokatalysatoren (Eiweißstoffe, die höhere organische Prozesse auslösen) zu empfehlen.

Als Nachteil darf nicht verschwiegen werden, daß in pflanzlichen Nahrungsmitteln Nitrate, aus denen — auch das wurde bereits gesagt — *unter bestimmten Umständen kanzerogene Nitrosamine entstehen können,* festzustellen sind. Ebenso haben wir bereits darauf aufmerksam gemacht, *daß im Gemüse sogar zyklische aromatische Kohlenwasserstoffe (3,4 Benzpyrene), die als besonders wirksame Krebserreger bekannt sind, nachgewiesen wurden!* (GRÄF, 1965).

Hingegen sind im tierischen Gewebe außer durch künstliche Maßnahmen wie Räuchern und Einpökeln keine derartigen krebserregenden Verbindungen zu finden. Es wäre aber völlig absurd, wegen dieser Beobachtungen das Gemüse einzuschränken oder gar zu verbieten. *Im Gegenteil, aus dieser Mitteilung können wir erneut den Schluß ziehen, daß der Organismus von sich aus imstande ist, eine gewisse Menge krebserregender Schadstoffe abzubauen bzw. zu entgiften.*

Aus diesem Hinweis kann deutlich gemacht werden, daß eine konsequente Ausschaltung krebserregender bzw. krebsfördernder Stoffe, die fast überall anzutreffen sind, aus dem täglichen Leben nicht möglich ist und einseitige Übertreibungen nicht gutzuheißen sind, da sie unberechtigt Angst in der Öffentlichkeit auslösen.

Es ist doch sehr bemerkenswert, daß trotz dieser Nachteile der Gemüse Vegetarier seltener an Krebs des Magen-Darm-Traktes erkranken als starke Fleischesser; wahrscheinlich, weil sie fast kein krebsförderndes Cholesterin zu sich nehmen und im Darm durch das Fehlen tierischen Eiweißes krebserregende Fäulnisprodukte kaum oder nicht vorkommen.

Was *das Obst* (Früchte) *betrifft,* ist folgendes festzuhalten:

Im Grunde sind alle Obstarten erlaubt, besonders säuerliche wie Johannesbeeren (Ribisel), saure Äpfel, Zitronen, Grapefruits sind zu bevorzugen. Hingegen sind sehr süße Früchte, wie Feigen, Weintrauben, Ananas wegen des hohen Zuckergehaltes auf jeden Fall wesentlich einzuschränken.

Auch beim Gemüse gibt es keine ernstlich begründeten Verbote. Der in der Volksmeinung oft geäußerte Verdacht, *der Genuß von Nachtschattengewächsen sei gesundheitsschädlich, also vor allem Kartoffeln und Tomaten, erscheint nach ärztlicher Erfahrung nicht berechtigt.* Wahrscheinlich ist dieser schlechte Ruf auf das Solanin, ein Gift, zurückzuführen, das sich in der Kartoffelfrucht, aber nicht im Knollen, sowie in geringen Mengen auch in unreifen grünen Tomaten findet.

Fette:

Die Besprechung der Fette im Rahmen der Krebsbekämpfung stellt ein besonders heißes Eisen dar, da neben sachlichen Argumenten auch immer gewichtige kommerzielle Interessen wirtschaftlicher Machtgruppen eine nicht zu unterschätzende Rolle spielen.

Die Fette sind ein besonders konzentrierter Energiespender. 1 g Fett liefert an Brennwert 9 kcal oder 37,65 KJ (Kilojoule). 20—25% der Gesamtnahrung soll täglich die zugeführte Fettmenge betragen, das ist 40—70 g täglich. Das ist also weniger als für Erwachsene empfohlen wird (30%!).

Die tierischen Fette setzen sich überwiegend aus gesättigten Fettsäuren, die mit Glycerin die festen Fette bilden, *und aus mehrfach ungesättigten Fettsäuren, die öliger Natur sind, zusammen. Diese mehrfach ungesättigten oder essentiellen Fettsäuren kann der Organismus selbst nicht aufbauen,* sie müssen daher zugeführt werden: Linolsäure, Linolensäure und (Arachidonsäure). Bei pflanzlichen Ölen hingegen ist meistens der Gehalt an mehrfach ungesättigten Fettsäuren höher als an gesättigten Fettsäuren.

Schließlich sind noch *die Lipoide (fettähnliche Stoffe)* zu nennen, von *denen die wichtigsten das krebsfördernde Cholesterin und das* wahrscheinlich *krebshemmende Lecithin sind. Cholesterin, das nur in tierischen Zellen und natürlich in tierischen Fetten vorkommt, ist deshalb weitgehend zu meiden. Lecithinhältige Nahrungsmittel hingegen sind vorrangig zu verwenden.* Da die essentiellen Fettsäuren das Blutcholesterin senken, sind sie in der Krebsbekämpfung wie in der Behandlung und Verhütung der Arteriosklerose von großer Bedeutung (siehe Tabelle 10).

Tabelle 10: **Fettstoffe**

Erlaubt	Verboten (bzw. eingeschränkt)
Kalt gepreßte Pflanzenöle mit mehrfach ungesättigten, essentiellen Fettsäuren (aus Sonnenblumenkernen, Mais, Leinsamen, Kürbiskernen).	Tierische Fette (Butter, Schweineschmalz).
1/4 l Süßmilch täglich.	Stark erhitzte Fette.
Raffinierte Öle beschränkt, eventuell mit anderen gemischt.	Bei Alleingebrauch reines Kokosfett;
Olivenöl (nicht schädlich; aber biologisch nicht wertvoll).	Cholesterinreiche Nahrungsmittel (Hirn, Herz, Nieren, Bries, zum Teil Schweinefleisch).
Pflanzliche Margarine (besonders mit hohem Anteil an Linolsäure).	
Lecithinreiche Nahrungsmittel (Erbsen, Linsen, Bohnen, Weizenkeime, Kastanien).	

Für die Praxis gilt der Grundsatz, die tierischen Fette, vor allem Butter und Schweineschmalz, wegen des erhöhten Cholesteringehaltes (100 mg—300 mg/100 g) und wegen der den Serumcholesterinspiegel erhöhenden Wirkung bei Krebskranken nach Möglichkeit zu verbieten (siehe Tabelle 11). Bei Krebsgefährdeten ist wenigstens eine maßgebliche Einschränkung ratsam. Fischöle haben zwar einen höheren Anteil an mehrfach ungesättigten Fettsäuren, sind aber nicht cholesterinfrei.

Tabelle 11: **Cholesteringehalt verschiedener Nahrungsmittel in 100 g** nach WIRTHS

Fische	0,05	Fettkäse	0,14
Kalbfleisch	0,07	Butter	0,28—0,3
Wild	0,08	Leber vom Kalb	0,36
Geflügel	0,09	Leber vom Schwein	0,42
Vollmilch	0,11	Eier	0,46
Rindfleisch	0,13	Schweinefleisch	0,9

Demgegenüber ist das Lecithin, wie wir schon mehrfach betont haben, wegen seiner wahrscheinlich wachstumshemmenden Wirkung bei der Krebsgefährdung bzw. Krebserkrankung von besonderem Nutzen. Als Lecithinlieferanten sollten pflanzliche Produkte bevorzugt werden, da sie im Gegensatz zu tierischen (Hirn, Nieren, Leber, Eigelb) cholesterinfrei sind und ihr Fettanteil obendrein vorwiegend die erwünschten mehrfach ungesättigten Fettsäuren enthält (siehe Tabelle 12).

Tabelle 12: **Lecithingehalt pflanzlicher Lecithinträger** nach Prof. HEUPKE

	in %		in %
Sojabohnen	1,64	Reiskörner	0,57
Weizenkeime	1,55	Weizenkleie	0,54
Erbsen	1,05	Buchweizen	0,53
Linsen	1,03	Gerstenkörner	0,47
Gemüsebohnen	0,90	Weizenkörner	0,43
Edelkastanien	0,67	Maiskörner	0,25

Bezüglich der mehrfach ungesättigten Fettsäuren wären im einzelnen folgende Zahlen von Interesse: Es sind in Distelöl 75%, in Leinsamenöl 60%—71%, in Sonnenblumenkernöl 58,3%—68%, in Sojabohnenöl 56%—64%, in Kürbisöl 48,5%, in Maisöl 42%—44% zu finden.

Mit diesen Vorteilen sind sie als cholesterinfreie Nahrungsmittel für die Küche des älteren Menschen besonders zu empfehlen.

Ein Verhältnis ungesättigte zu gesättigten Fettsäuren wird mit 2 : 1 als wünschenswert bezeichnet. In diesem Zusammenhang wären auch noch einige *nutzbringende Bemerkungen über Pflanzenöle* im allgemeinen angebracht:

1. *Sie sollen kalt gepreßt werden,* da heiß gepreßte Öle in ihrer Qualität leiden. Man erkennt sie an einem kräftigeren Geschmack und an einer intensiveren Färbung.

2. *Extrahierte Öle* (das sind fast alle Speiseöle, die nicht als ausgesprochene Diätöle bezeichnet werden) werden mit Lösungsmitteln behandelt, behalten aber praktisch alle Begleitstoffe. Die Extraktionsmittel müssen durch Erhitzen (auf 60—80 Grad) wieder entfernt werden. Dadurch verlieren sie etwas an biologischem Wert.

3. *Raffinierte (besonders gereinigte) Öle* werden für eine erstrebenswerte Ernährung von mancher Seite abgelehnt, da ihr Gehalt an Lecithin, an Fermenten, Vitaminen und an Hormonen reduziert wird. Diesen Nachteil dürfte aber der enorme Vorteil der vollkommenen Entfernung der Schadstoffe, im besonderen der Pestizide (Sammelbegriff für Schädlingsbekämpfungsmittel), die leider in nicht gereinigten Ölen enthalten sind, bei Erhaltung der mehrfach ungesättigten Fettsäuren und des wichtigen Schutzstoffes Vitamin E, sowie die Lagerfähigkeit einigermaßen aufwiegen.

4. Man muß darauf aufmerksam machen, daß die wertvollen Öle mit mehrfach ungesättigten Fettsäuren besonders gegen Licht, Luft und höhere Temperaturen empfindlich sind. Es ist daher wichtig zu wissen, daß diese Öle immer gut luftdicht verschlossen in einer dunklen Blechdose oder dunklen Glasflasche eher kühl aufbewahrt werden sollen. In diesem Zusammenhang erscheint es auch angebracht, darauf hinzuweisen, *daß alle Kochfette nicht übermäßig erhitzt werden dürfen, nicht über 200° C, manche (besonders mehrfach ungesättigte Fettsäuren) sogar nicht über 170° C, da dabei karzinogene Stoffe entstehen könnten.* Ganz abgesehen von dem Gebrauch von Pflanzenölen in der Küche darf der direkte Genuß von geschrotetem Leinsamen, Kürbiskernen oder Sonnenblumenkernen wegen der sicherlich hier noch völlig unberührten Vitalstoffe (Vitamine, mehrfach ungesättigte Fettsäuren, Fermente, Hormone und essentielle Aminosäuren und Spurenelemente — chemische Grundstoffe, die nur in Spuren in der Nahrung und im Körper vorkommen —) bei Krebskranken und Krebsgefährdeten empfohlen werden (1—2 Eßlöffel täglich). Gerade die hoch ungesättigten Fettsäuren sollen durch ihre freien Bindungen dazu beitragen, die in den Krebszellen gestörte Zellatmung wieder anzuregen.

Vollmilch als Fettspender wird wegen des Cholesteringehaltes von 12% bei praktischem Fehlen von mehrfach ungesättigten Fettsäuren (0,15%—0,23%) und wegen der alkalisierenden Wirkung gewöhnlich zur Krebsverhütung gänzlich verboten. *Aufgrund langjähriger Erfahrung dürfte aber gegen ¼ l Vollmilch oder besser Magermilch pro Tag auch bei Krebskranken nichts einzuwenden sein, besonders wenn die übrigen Kostvorschriften eingehalten werden.*

Diese Einschränkung wird für manche schon Veranlassung sein, in einem Streitgespräch zu versuchen, das Gegenteil zu beweisen. Hier wird argumentiert: Es geht nicht an, die Milch als natürliches Nahrungsmittel bei Krebsgefährdung einfach abzulehnen. Denn jedes Naturprodukt ist sicherlich besser als ein künstliches Erzeugnis. Dafür gibt es unzählige Beweise.

Diese Aussage ist aber nur zum Teil richtig: *Die Milch ist ohne Zweifel ein ideales Nahrungsmittel für die erste Zeit des Lebens, das in diesem Zeitraum unersetzlich ist; aber es kann nicht gleichzeitig auch für das Alter die gleiche Bedeutung besitzen.* Es ist doch leicht einzusehen, *daß ein Nahrungsmittel, das für eine Zeit des Aufbaues und gesteigerten Wachstums ideale Bedingungen erfüllt, nicht auch für das fortgeschrittene Alter (Alter der Krebsgefährdung), das praktisch die gegenteiligen Verhältnisse bietet, also Abbau bzw. Abnützung und Abnahme der Regulationsbreite des Organismus erkennen läßt, genauso geeignet ist und den zu erfüllenden Aufgaben in völlig gleicher Weise gerecht wird.* Nirgends in der Natur wird die Muttermilch Erwachsenen oder Älteren angeboten.

Das gleiche gilt für die Butter, bei der bekanntlich das unerwünschte Cholesterin der Milch in konzentrierter Form angereichert wird, wie wir schon oben näher ausgeführt haben.

Dagegen kommt eine gute pflanzliche Margarine durch ausschließliche Verwendung von reinen (chemisch nicht behandelten) Pflanzenölen mit ihren Blutcholesterin senkenden, mehrfach ungesättigten Fettsäuren, frei von Cholesterin, den Wünschen einer Alterskost weitgehend entgegen. Bei der Pflanzen-Margarine sind also verschiedene Pflanzenöle zusammengemischt (emulgiert).

Es werden lediglich in einem physikalischen Prozeß die mehrfach ungesättigten Fettsäuren eines Öles gesättigt, d. h. aus flüssigen Ölen werden feste Fette. Bei biologisch wertvollen Margarinen ist der Anteil der Öle mit mehrfach ungesättigten Fettsäuren höher als die gehärteten Fette (z. B. „Becel-Margarine" über 50%). Hingegen sind selbst pflanzliche Margarinen, die aus schon ursprünglich festen Pflanzenfetten, wie Kokosfett oder Palmkernfett und Ölen, die kaum oder keine mehrfach ungesättigten Fettsäuren enthalten, wie Olivenöl oder Erdnußöl, hergestellt werden, weniger empfehlenswert, aber nicht gänzlich abzulehnen.

Es ist außerdem bekannt, daß im Alter an sich schon die Cholesterinwerte höher liegen und bei gleicher Zufuhr von gesättigten Fettsäuren die Erhöhung des Cholesterins im Blut bei jungen Menschen wesentlich geringer als bei älteren ausfällt: *Also je älter, desto schlechter wirken sich die Fettkalorien, im besonderen die gesättigten Fettsäuren, aus.*

Zusammenfassend kann man sagen, daß hier das Zauberwort „natürlich" bei sachlicher Überlegung bezüglich des Milch-Fett-Problems und der Altersernährung nicht überzeugen kann. Dagegen sind fettarme milchsäurehältige Produkte aus oben angeführten Gründen, die außerdem noch durch ihren säuernden Effekt eine günstige Zusatzwirkung beisteuern, besonders empfehlenswert.

Es wäre daher wünschenswert, daß die Werbung von den zuständigen Stellen entsprechend umdirigiert wird und die gesundheitsfördernde Bedeutung fettarmer Sauermilchprodukte für ältere Menschen gebührend bekanntgemacht wird.

Außerdem wird durch die Milchsäurezufuhr das Cholesterin in der Galle zur Ausfällung gebracht und kann daher im sogenannten enterohepatischen (im Darm-Leber) Kreislauf nicht wieder aufgenommen (rückresorbiert) werden. Auch eine aufkeimende Fäulnis im Darm wird durch Milchsäure unterdrückt und die fast immer beim Krebskranken gestörte Darmflora (Bakterienbesiedlung des Darmes) wird wieder saniert, d. h. die Bifiduskeime werden im Wachstum gefördert. Individuell verschieden können bis zu einem Liter *Sauermilch* täglich eingenommen werden. Man tut aber gut, mit 1/8 bis höchstens 1/4 pro Portion zu beginnen und 1 1/2 bis 2 Stunden Zwischenpausen einzuschalten. Auf keinen Fall ist es ratsam, den Patienten bzw. Krebsgefährdeten zu zwingen, mehr Sauermilchprodukte zu konsumieren, als er ohne größere Schwierigkeiten bewältigen kann.

Bezüglich der Käsearten wäre zu sagen, daß Magerkäse bis zu 30% Fett wie Quark, Gervais und andere in eine Antikrebskost aufgenommen werden sollen. Fettreiche Käsesorten, wie Camembert, Brie, Gorgonzola (45% Fett und mehr) sollen nur in kleinen Mengen genossen werden, obwohl sie als Lebendnahrung mit erwünschtem Fermentreichtum gewisse Vorteile haben.

Da Schmelzkäse aus Abfällen, jedoch keineswegs verdorbenem Hartkäse mittels Zusatz von Phosphatsalzen hergestellt wird, muß er als tote Nahrung, d. h. Käsekonserve, die völlig fermentfrei ist, bezeichnet werden und daher als biologisch inaktiv für eine Kost bei Krebskranken eher abgelehnt werden.

Salz und Gewürze:

Bezüglich Kochsalz wäre zu sagen, daß es einzuschränken ist, da der Kochsalzgehalt der Krebszelle meist erhöht ist. Trotzdem besteht in der Auffassung über die Kochsalzmenge bei Krebskranken keine einheitliche Stellungnahme. Manche fordern sogar eine kochsalzfreie Kost. Ohne auf das Für und Wider näher einzugehen, ist man im allgemeinen nicht schlecht beraten, wenn man den Kochsalzverbrauch den bisherigen Gewohnheiten anpaßt bzw. lediglich bei übermäßiger Kochsalzverwendung Einschränkungen vornimmt (5 g bis 8 g täglich; in den USA werden als Idealziel nur 5 g Kochsalz täglich vorgeschlagen).

Was die Gewürze anlangt, können folgende empfohlen werden: Zitronensaft, Essig (soweit verträglich in jeder Menge), Kümmel,

Majoran, Anis, Knoblauch, Zwiebel, Paprika, Petersilie, Schnittlauch, Kren, Thymian, Liebstöckel, um nur die bekanntesten zu nennen.

Biologisch wertlos hingegen sind konservierte Geschmackstoffe, wie Worcestersauce, Ketchup oder Kren in Dosen. Pfeffer wäre nur sehr beschränkt erlaubt, da ihm eine kanzerogene Wirkung nachgesagt wird.

Als besonders empfehlenswert müssen Knoblauch und rohe Zwiebel herausgestellt werden. Knoblauch und Zwiebel wirken krampflösend, verdauungsregulierend und geringgradig blutdrucksenkend; sie haben auch einen eher erniedrigenden Einfluß auf das Cholesterin im Blut und zeigen eine geringgradige fibrinolytische (blutgerinnungshemmende) Wirkung, die bei Krebspatienten (ausgenommen das Prostata-Karzinom) besonders erwünscht ist. Der schwefelhaltige Wirkstoff des Knoblauchöls (Alliin) ist obendrein hervorragend geeignet, die beim Krebskranken fast immer krankhaft veränderten Darmkeime günstig zu beeinflussen (DELVAILLE, 1939, u. a.). *Darüberhinaus soll durch Knoblauchöl ein direkt wachstumshemmender Effekt auf Tumorzellen ausgelöst werden* (v. EULER, 1950; KIMURA und YAMOTO, 1965) *und die Bildung von Darmfäulnisprodukten, deren krebserregende Bedeutung schon mehrmals hervorgehoben wurde, reduziert werden* (CASPARI, 1936, u. a.).

Dieser Umstand erklärt vielleicht einigermaßen die Beobachtung, daß in Ländern, in denen täglich und regelmäßig reichlich Knoblauch gegessen wird, die Krebskrankheit selten ist. Nebenbei sei noch erwähnt, daß sich das Knoblauchöl auch in der Verhütung und Behandlung der Arteriosklerose gut bewährt hat.

Abschließend soll noch betont werden, daß ein Zuviel an Gewürzen schädlich ist, und daher vermieden werden soll (bei zu reichlich Curry-Verwendung kann es eher zu Nierensteinbildung kommen).

Getränke: Tägliche Flüssigkeitszufuhr bei Gesunden 1,25—1,75 l. Erlaubt ist nach Möglichkeit unverfälschtes Quellwasser, nichtalkalische Mineralwässer, Fruchtsäfte, Gemüsesäfte ohne Beigabe von Zucker oder anderen Konservierungsmitteln, Sauermilchprodukte. Süßmilch nur bis zu 1/4 l täglich, diverse Teesorten, auch russischer Tee (wenn dadurch keine Stuhlverstopfung erzeugt wird) und Bohnenkaffee in mäßigen Mengen.

Es ist in diesem Zusammenhang auch auf die interessante Beobachtung aufmerksam zu machen, daß die Mineralisation (Gehalt an Salzen) des Trinkwassers parallel mit der Krebssterblichkeit einen deutlichen Zusammenhang zeigt: 1 : 0,35 ähnlich dem Verhältnis der Arteriosklerose 1 : 0,47. Mit anderen Worten, hartes, d. h. kalkreiches Wasser ist gesünder.

Es scheint übertrieben, worauf schon hingewiesen wurde, *die Milch* wegen des Basenüberschusses, des Mangels an mehrfach ungesättigten Fettsäuren und des Cholesteringehaltes gänzlich zu verbieten. Ebenso muß auch *russischer Tee und Bohnenkaffee* wegen der Röstprodukte und Alkaloide (Koffein und Theobromin) nicht unbedingt auf die Verbotsliste gesetzt werden.

Alkoholische Getränke, wie Bier, saurer Wein, vor allem Rotwein, können in mäßigen Mengen ohne Bedenken erlaubt werden, während sogenannte harte Getränke mit höherem Alkoholgehalt bei übermäßigem Gebrauch auf jeden Fall von der Getränkekarte zu streichen sind, was auch schon besprochen wurde.

Besonders empfehlenwert sind frisch gepreßte Obst- und Gemüsesäfte ohne Zucker und ohne andere Beimengungen: Der Saft roter Rüben, schwarzer Johannisbeeren, Heidelbeeren und Hollunderbeeren. Der günstige krebshemmende Einfluß wird auf den Farbstoffgehalt von Anthocyanen zurückgeführt. Diese Rohsäfte sollen möglichst gleich nach dem Pressen getrunken werden, weil bei längerem Stehenlassen durch den Luftsauerstoff Vitaminverluste eintreten und Fermente zugrundegehen. Besonders bei Gebißschwäche und bei empfindlichem bzw. erkranktem Magen-Darmkanal sind diese Rohsäfte besser verträglich als das ganze Rohgemüse. Auch hier ist es vorteilhaft, mit kleinen Mengen zu beginnen, weil bei überstürzter Umstellung auf Rohgemüse bzw. Rohsäfte Blähungen auftreten und der Patient bzw. Krebsgefährdete dann den veränderten Ernährungsplan für schlecht und gesundheitsschädlich hält.

Vitamine:

Der Vitaminbedarf muß besonders bei Krebspatienten und Krebsgefährdeten, wie überhaupt bei älteren Jahrgängen, reichlich gedeckt werden. *Bei gemischter Kost ist im allgemeinen mit Vitaminunterversorgung nicht zu rechnen.* Durch alle Maßnahmen, die den natürlichen Zustand unserer Ernährung verändern, z. B. Kochen, Braten, Räuchern, Färben, Beigabe von Konservierungsmitteln, Glasieren und Polieren werden Vitamine zerstört bzw. mehr oder weniger geschädigt.

Bezüglich Vitamin A wäre zu sagen, daß gelb gefärbte Nahrungsmittel reicher an Vitamin A sind als blasse, z. B. sind Vitamin A-reich: gelbliche Milch, stark gefärbte Karotten oder Tomaten, gelbe süßliche Kartoffel.

Was das Vitamin C betrifft, wäre zu erwähnen, daß es besonders durch den Kochprozeß beeinträchtigt bzw. geschädigt wird. Kleinste Mengen Kupfer zerstören das Vitamin C vollständig, genauso wie sehr langes Kochen. *Ebenso zerstört Trocknen das Vitamin C (Trockengemüse!).* Je länger eine Ware gelagert ist, desto größer ist der Verlust des Vitamingehaltes. Es ist bemerkenswert, daß in Zitronensaft Vitamin C länger haltbar ist.

Weitere Fragen über Vitamine bzw. ihre künstliche Zufuhr werden später im Kapitel medikamentöse Therapie näher besprochen.

3. Sorge für täglichen Stuhl und entsprechende Darmsanierung

Sowie die Kost in Art der Zusammensetzung und Qualität von größter Wichtigkeit ist, ist auch eine geregelte Ausfuhr der Schlackenstoffe, also neben der Harnausscheidung *der Stuhl von elementarer Wichtigkeit für den Gesamtorganismus und selbstverständlich für den Krebskranken, auch wenn der Tumor nicht im Verdauungsbereich liegt.*

Wir wissen, daß bei der überwiegenden Mehrzahl der Krebspatienten eine Störung der Stuhltätigkeit, vor allem eine chronische Stuhlverstopfung besteht. So wird der Hausarzt vorerst bei jeder Störung der Verdauung, auch natürlich bei der Stuhlverstopfung, eine abklärende Durchuntersuchung (Stuhl, Blutuntersuchung, Röntgen, Endoskopie) durchführen lassen, damit eine organische Veränderung nicht übersehen bzw. mit Sicherheit ausgeschlossen werden kann.

Normalerweise soll der Mensch täglich wenigstens einmal ausgiebig Stuhl haben. Bei zellulosereicher Kost, wie sie in meinem Diätschema empfohlen wird, wird es wahrscheinlich sogar zwei- bis dreimal zu Stuhl kommen. Der Stuhl soll geformt, von knetbarer Konsistenz und dunkelbraun, bei reichlich Genuß von Milchprodukten bis hellbraun sein. Ist der Stuhl jedoch längere Zeit, Wochen und Monate, nicht normal beschaffen, ist unbedingt ehestens der Hausarzt aufzusuchen. Besonders, wenn Stuhlbeimengungen von Blut und Schleim zu beobachten sind.

Durch BAUMGÄRTEL, KOLLATH u. a. ist die *Bedeutung des Begriffes Dysbakterie* — das ist eine von der Norm abweichende Zusammensetzung der Darmbakterien — immer mehr in den Vordergrund gerückt worden. Denn dadurch kann es zu Verdauungs- bzw. Ernährungsstörungen kommen. Normalerweise bestehen die Bakterien der Stuhlmassen im Dickdarm zu 96—99% aus Anaerobiern, das sind Bakterien, die unter Sauerstoffausschluß wachsen, wie Bakterioides, anaerobe Laktobazillen u. a. Nur 1—4% besteht aus Aerobiern (Bakterien, die Sauerstoff benötigen), wie gramnegative Stäbchen der Coligruppe und Enterokokken. *Beim Krebs soll es fast regelmäßig zu einer Verschiebung der Bakterienzusammensetzung des Stuhles kommen und pathologische (krankhafte) Keime, wie Bact. paracoli, Bact. vulgare — also eine Dysbakterie festgestellt werden.* Damit ist meistens ein gesteigertes Auftreten von kanzerogenen Fäulnisprodukten im Darm, auf deren Bedeutung schon mehrmals mit Nachdruck hingewiesen wurde, verbunden. Außerdem fällt die wichtige Vitaminerzeugung (Vitamin K, Vitamine der B-Gruppe), die von der normalen Darmflora betrieben wird, weitgehend aus.

Es ist in diesem Zusammenhang nicht uninteressant, kurz zu untersuchen, *welche Ursachen außer einer schon bestehenden Krebskrankheit zu einer Dysbakterie führen:*

1. Mangelhafte Säure- und Fermentbildung im Magen (anacide Gastritis — Magenkatarrh ohne Säurebildung).
2. Durch Nahrungsgifte: Konservierungsmittel in größerer Menge, Teerstoffe und seine Abkömmlinge, einseitige Ernährung.
3. Durch Antibiotika; dabei werden die Antibiotika empfindlichen Keime durch andere resistente (widerstandsfähige) Bakterien ersetzt, insbesondere durch Staphylokokken, Proteus, Pseudomonas und Hefen.
4. Chronische Stuhlverstopfung; durch eine verlängerte Verweildauer der Stuhlmasse im Dickdarm werden durch Selbstvergiftung die gesunden Bakterien schwer geschädigt oder vernichtet und durch fäulnisfördernde krankhafte Formen ersetzt.

Aus dieser Darstellung können wir unschwer ersehen, *daß eine chronische Stuhlverstopfung mit Dysbakterie bei langjährigem Bestehen allgemeine Störungen,* wie Müdigkeit, Kopfschmerzen, Kreislaufstörungen bzw. eine gewisse Schwächung des Abwehrsystems hervorruft und damit *einen Schrittmacher für die Entstehung der Krebskrankheit darstellt.*

Die Bekämpfung einer chronischen Stuhlverstopfung ist daher ein unabdingbares Gebot einer gesunden Lebensführung bzw. einer wirksamen Krebsprophylaxe und einer permanenten Nachbehandlung nach Tumoroperationen.

Hier seien vorerst *einige grundsätzliche Bemerkungen über Ursache der Stuhlverstopfung und ihre Ausschaltung bzw. Behandlung* angeführt:

1. *Einseitige schlackenarme Kost* (bei wenig Gemüse und wenig Obst); daher sei vor allem reichlich Gemüse und Rohkost sowie Vollkornbrot, Kleie, ein bis zwei Eßlöffel täglich, empfohlen. Hingegen bewirken Fleisch, Teigwaren, Grieß, Reis, russischer Tee, Schokolade eine Stuhlverstopfung. Auch wenig Flüssigkeit führt eher zu Stuhlverstopfung. Ganz allgemein darf man sagen, daß warme Getränke eher die Stuhltätigkeit anhalten, während kalte sie anregen: Daher bei Stuhlverstopfung am Morgen nüchtern ein Glas kaltes Wasser oder $^1/_{16}$—$^1/_8$ l kalten Sauerkrautsaft.
2. *Bewegungsmangel.* Im besonderen bei sitzender Beschäftigung. Daher ist Sport, Schwimmen, Spazierengehen von Vorteil. Fehlt im täglichen Tagesablauf die Zeit dazu, so soll wenigstens einige Minuten am Morgen und am Abend Bauchgymnastik betrieben werden: Schon vor dem Aufstehen im Bett flach ausgestreckt liegen, 20 × oder öfter aufsetzen, ohne natürlich die Arme zu benutzen. Oder sich auf den Boden legen und mit den Füßen unter einem Kasten sich festhalten und in ähnlicher Weise wie oben eben geschildert ohne Unterstützung der Arme aufsetzen und wieder zurücklegen.

Eine andere empfehlenswerte Übung: Bei gegrätschten Beinen Rumpfkreisen nach beiden Richtungen oder bei geschlossenen Beinen in den Knien gestreckt sich nach vorne bücken, mit den Händen den Boden berühren und wieder aufrichten (etwa 20 × oder öfter). Dabei sollen aber unbedingt warme Kleidung (Trainingsanzug) und warme Socken getragen werden und vorsichtig begonnen werden, denn sonst könnte durch zu brüskes Bücken ein akuter Hexenschuß (Lumbago) ausgelöst werden.

3. *Unterdrückung des Stuhldranges bei unerwünschter Gelegenheit.* Dadurch wird der Darm verweichlicht und die physiologische (normale) Reizwirkung läßt bei wiederholter Unterdrückung nach. Die chronische Stuhlverstopfung ist die Folge. Die einfache Lehre aus dieser Feststellung lautet: besser sich Zeit nehmen und auf jeden Fall, wenn nur irgendwie möglich, dem Stuhldrang nachgeben, ja von sich aus, den Darm zur regelmäßigen Entleerung zu erziehen versuchen. Das heißt, man soll regelmäßig zur bestimmten Zeit (am besten am Morgen) die Toilette aufsuchen und längere Zeit (eventuell mit einer Lektüre) sitzen bleiben und durch Pressen versuchen, die Stuhltätigkeit in Gang zu bringen. Der Dickdarm wird dann nach einiger Zeit bei konsequenter Durchführung und Geduld von selbst den fein abgestimmten Reflexmechanismus der Stuhlentleerung beschwerdelos ermöglichen.
4. *Durch langfristigen Gebrauch von Schmerzmitteln* und anderen Arzneistoffen, wie von Hustenmedikamenten und ähnlichem. Ja selbst durch übermäßige Verwendung von Abführmitteln, die unter Umständen wie eine Peitsche auf das Verdauungssystem wirken, kann sich bei Absetzen derselben eine Stuhlverstopfung einstellen, die dann vielleicht sogar eine Überdosis an Abführmitteln notwendig macht. In solchen Fällen ist es am besten, den Hausarzt zu Rate zu ziehen, um aus diesem Teufelskreis befreit zu werden und die Stuhltätigkeit wieder in Ordnung zu bringen.
5. *Selbst durch psychische Belastungen wie Depressionen* kann eine Stuhlverhaltung verursacht werden. Auch hier wird am besten der Hausarzt Abhilfe schaffen können, (wobei natürlich die schon angeführten Maßnahmen sicherlich von Nutzen sein werden).
6. *Zur Behandlung der Stuhlverstopfung sollen gezielte pharmakologische und physikalische Maßnahmen kurz besprochen werden.* Hier sei gleich vorausgeschickt, daß Einläufe nicht regelmäßig durch viele Wochen bzw. permanent gemacht werden dürfen, da sie die wichtigen Darmbakterien entscheidend schädigen. Im übrigen beginnt man mit leichten Abführmitteln, wobei darauf hinzuweisen ist, daß auch die Abführtees sehr wirksame Stoffe wie das Glykofrangulin, ein Stoff aus der Faulbaumrinde, oder die stark wirkenden Sennesblätter enthalten.

Abführtabletten haben gewöhnlich die gleichen Wirkstoffe wie Tees, sind aber häufig von schlecht verträglichen Ballaststoffen, die in Tees noch enthalten sind, gereinigt und daher keineswegs schlechter als Tees einzuschätzen. Besonders zu empfehlen wären Abführmittel, die neben den darmanregenden Pflanzenstoffen auch noch Quellsubstanzen (Pflanzenschleim) enthalten und damit rein mechanisch auf die Peristaltik (Darmbewegung) zusätzlich einwirken. Außerdem kommt man durch die Beigabe von Schleimsubstanzen mit geringeren Dosen des eigentlichen Abführmittels aus und kann dadurch auch einen zu stürmischen, d. h. schmerzhafte Krämpfe auslösenden Effekt verhindern. Auf jeden Fall soll der Stuhl auch bei Abführmittel geformt bleiben. Hier wäre Normacol (Schering AG, Berlin) besonders zu empfehlen, das sich in der Praxis stets bewährt hat. Von gleicher Güte und Wirksamkeit ist auch Agiolax-Granulat (Madaus, Köln).

Schließlich wären auch noch salinische (salzartige) Abführmittel zu nennen: Bittersalz (Magnesium sulf.) 5—10 g (1—2 Kaffeelöffel) am Morgen mit einem Glas Wasser zu nehmen. Hierher gehört auch das Glaubersalz (Natrium sulf.) 15—30 g (2—3 Kaffeelöffel) und das Karlsbader Salz (in gleicher Dosierung).

Diese Abführmittel sollen nicht laufend durch Jahre Verwendung finden, da sie bei längerem Gebrauch die Darmflora schädigen könnten und daher besser nur kurmäßig gebraucht werden.

Jedoch ist es bei richtiger Abführmittelwahl besser, ständig Abführmittel zu nehmen, als nicht täglich Stuhl zu haben. Dabei soll, um es nochmals zu betonen, der Stuhl von normaler Beschaffenheit sein.

Es gäbe in dieser Frage der Obstipation noch manche offenen Probleme, z. B.: Was hat ein starker Raucher zu tun, der sich das Rauchen abgewöhnt hat und jetzt plötzlich eine Stuhlverstopfung feststellen muß? Im wesentlichen gelten hier die gleichen Vorschriften und Therapiemaßnahmen, wie sie oben geschildert wurden. Für spezielle Fragen wird der betreffende Patient am besten ärztlichen Rat einholen.

Abschließend muß mit allem Nachdruck nochmals hervorgehoben werden, daß selbst eine gesunde Lebensführung und somit auch eine aussichtsreiche Basistherapie für Krebsprophylaxe bzw. Nachbehandlung nach Tumoroperationen ohne geregelten Stuhl im Sinne einer modernen Krebsbekämpfung sicherlich keine großen Erfolgschancen hat, auch wenn dieser Grundsatz heute noch vielfach nicht beachtet, ja sogar als unwichtig und unbedeutend abqualifiziert wird.

Neben einer gezielten Kost und regelmäßigem, täglichem Stuhl wäre als dritter Faktor der Basistheraphie die medikamentöse Beeinflussung der allgemeinen Krebsbereitschaft zu nennen.

4. Medikamentöse Therapie; Schilddrüsenhormon, Cholin, Vitamine, Kalzium und andere

Wir haben bereits ausgeführt, *daß die allgemeine Krebsbereitschaft durch eine hypoergische Reaktionslage* (BÜNGELER, 1930); FISCHER-WASELS, 1933; HAAS, 1942; STÖGER, 1948, u. a.) *charakterisiert ist und gegenteilige Verhältnisse, also eine gesteigerte Reaktionslage, wie Überfunktion der Schilddrüse und Allergien bei Krebs fast nicht vorkommen.*

Diese schon lang bekannte Erfahrungstatsache weist unschwer, fast möchte man sagen, zwingend den Weg, die bisher kaum beachtete allgemeine Krebsbereitschaft mit einem körpereigenen Stoff, dem Schilddrüsenhormon, zu behandeln und die träge Reaktionslage durch eine dauernde Umstellung in eine verbesserte Immunlage zu verwandeln. Umgekehrt weiß man, daß bei Schilddrüsenunterfunktion (bei Kropfbildung) Krebs gehäuft auftritt. (BOGARDUS und FINLEY, 1961; DESSAIVE, 1956; EDELSTYN und Mitarbeiter, 1958). Dieser Umstand mag auch zu einem gewissen Teil das zahlreiche Krebsvorkommen in Österreich erklären. Die Krebshäufigkeit nimmt ebenso zu, wenn die Schilddrüse in ihrer Leistung durch bestimmte Medikamente, sogenannte Thyreostatica, durch längere Zeit gebremst wird (HERMANN, 1951).

Eine Gegenüberstellung der Krebskrankheit bzw. der allgemeinen Krebsdisposition und der Überfunktion der Schilddrüse zeigt sehr eindrucksvoll das gegensätzliche Verhalten und weist erneut auf die große Bedeutung des Schilddrüsenhormons im Kampf gegen die Krebserkrankung hin. *Das Schilddrüsenhormon wirkt steigernd auf die Reaktionslage, erhöht die Zellatmung, senkt den Cholesterinspiegel und wirkt so entgiftend auf den Organismus, während beim Krebs gerade die gegenteiligen Verhältnisse zu finden sind.* Aufbauend auf diese Erkenntnis habe ich daher schon vor mehr als 30 Jahren den Vorschlag gemacht, *Schilddrüsenhormon (Thyroxin) in kleinen Dosen zur therapeutischen Beeinflussung der allgemeinen Krebsbereitschaft bzw. zur Verhütung ihrer Ausbildung (etwa ab dem 45. Lebensjahr und früher) als prophylaktischen Krebsschutz zu nehmen.* In Tierversuchen mit Ratten und Mäusen am physiologischen Institut der Universität Wien war es mir gelungen, in 60% eine Tumorentstehung durch Gabe von Thyroxin zu verhindern, obwohl bei dem Versuch ein höchst kanzerogener Stoff: Methylcholanthren, das in der Humanpathologie (beim Menschen) praktisch nicht vorkommt, verwendet wurde. Fünf Jahre später haben MILLER und GARDNER im englischen Schrifttum im Tierversuch den krebsverhütenden Schutz durch ständige Zufuhr von Schilddrüsenhormon bestätigt. In diesem Zusammenhang verdient auch die Tatsache noch Erwähnung, *daß das Schilddrüsenhormon außerdem die Eliminierung (Ausscheidung) von hochaktiven kanzerogenen Substanzen im Experiment deutlich fördert,* was bei der derzeitigen Umweltverschmutzung bzw. Aufnahme von verschiedenen Schadstoffen (Blei, Benzpyren, Insektizide, Herbizide, Fungizide) von besonderer Bedeutung sein dürfte. Trotz dieser genannten positiven Faktoren muß mit aller Deutlichkeit klargestellt werden, daß das Schilddrüsenhormon kein Krebsheilmittel ist, sondern eine körpereigene — also physiologische — Substanz, die

die hypoergische (reaktionsträge) Krebsbereitschaft auch auf lange Sicht — viele Jahre — günstig zu beeinflussen vermag.

Um das Thyroxin in seiner entgiftenden und cholesterinsenkenden, d. h. antikanzerösen (gegen den Krebs gerichteten) Wirkung zu unterstützen und auch über den Nervus Vagus die Reaktionslage anzuregen, haben wir gleichzeitig Cholin verabreicht. Diese Kombination wurde erstmalig im Jahre 1956 auf dem Internationalen Kongreß für prophylaktische Medizin in Bad Ischl vorgestellt. Erklärend sei erwähnt, daß der Nervus Vagus als Hauptvertreter des parasympathischen Nervensystems mit dem Nervus Sympathicus das autonome (selbständige, nicht dem Willen unterworfene) Nervensystem bildet. Durch das Schilddrüsenhormon wird das symphatische Nervensystem angeregt, durch Cholin das parasympathische. Cholin wurde schon seit langem wegen der Cholesterin regulierenden Wirkung und wegen seines Leberschutzes in der Therapie der Arterioskerose (Fettstoffwechselstörung) (ABERHALDEN, 1947; BEST und Mitarbeiter, 1935; MORRISON, 1949, u. a.) und in der Krebsbekämpfung (WERNER, 1907; HORSTERS, 1951; LEWIN, 1930; ZABEL, 1954, u. a.) eingesetzt.

In diesem Zusammenhang muß auch noch erwähnt werden, daß *FRENCH und Mitarbeiter auf dem Internationalen Krebskongreß in Moskau 1962 einen Bericht vorgelegt haben, der im Tierversuch durch ständige Cholinzufuhr eine Verhütung von bösartigen Tumoren ausweist.*

Zur Kombination Schilddrüsenhormon, Cholin wäre noch zusätzlich zu sagen, daß sich *beide Stoffe in idealer Weise ergänzen: Beide Substanzen steigern die Reaktionslage und wirken regulierend auf den Cholesterinstoffwechsel.* Dabei wird der sympathicotone Effekt des Schilddrüsenhormons (Anregung der Herztätigkeit, Steigerung des Stoffwechsels, vermehrte Harnflut, Gefühl der Frische und Lebhaftigkeit — also subjektiv ähnliche Wirkungen, wie sie der Bohnenkaffee erzielt — ohne Blutdrucksteigerung) durch vagale Anregung des Cholin (Erhöhung des Stoffwechsels und Anregung der Darmtätigkeit, Leberschutz) in den subjektiven Nebenwirkungen, die bei Einzelverabreichung von Schilddrüsenhormonen bzw. Cholin auftreten könnten, ausgeglichen.

Diese Wirkstoffkombination ist in Österreich gegen Rezept unter *dem Namen Intergen und Intergen forte* (Fa. Roesch und Handel, Wien) in Apotheken erhältlich. Außerdem enthält das Präparat den pharmakologisch *wirksamen Bestandteil des Knoblauchöls (Alliin),* dessen enorme Bedeutung für die Krebsbekämpfung durch Schonung der gesunden Darmflora und wahrscheinlich durch eine direkte Tumorwachstumshemmung sowie durch Verhinderung von Fäulnisprodukten im Darm schon gebührend erwähnt wurde.

Eine Beigabe eines katalytisch (eine chemische oder biologische Reaktion beeinflussend) wirkenden Stoffes erhöht die Verträglichkeit des Alliins und kann unterstützend in die Redoxvorgänge im Organismus (bestimmte biologisch wertvolle chemische Umsetzungen), die beim Tumorpatienten herabgesetzt sind, eingreifen.

Durch die entgiftenden und den Stoffwechsel aktivierenden Eigenschaften des genannten Kombinationspräparates dürfte es bei Beachtung einer sonst gesunden Lebensführung möglich sein, ganz allgemein *mit zunehmenden Jahren ein rascheres Nachlassen der Reaktionslage, also die Entstehung einer allgemeinen Krebsbereitschaft, zu verhindern* und damit einen wertvollen Beitrag zur Verhütung bzw. Bekämpfung der Krebskrankheit zu leisten.

Die entsprechende Dosierung kann nur der Arzt festlegen; die laufende Medikation (Einnahme von Tabletten) muß natürlich ständig ärztlich überwacht werden.

Zur Krebsverhütung, d. h., wenn also noch keine feststellbare Krebserkrankung vorliegt, werden durchschnittlich täglich 3—4 Tabletten notwendig sein. Kürzere Unterbrechungen von 2—3 Wochen können ohne Bedenken eingeschaltet werden. Aber es ist klar, daß nur eine dauernde Einnahme dieser physiologischen Grundstoffe die generelle Karzinomdisposition mit großer Wahrscheinlichkeit verhindern kann und damit den erwünschten Krebsschutz gewährt. Im Hinblick auf einen möglichen Rebound-Effekt (Rückkoppelung) erscheint es sogar vorteilhaft, das Präparat in der Woche 1—2 Tage abzusetzen, d. h. dadurch den eigenen Entgiftungsapparat und die eigene Schilddrüse wieder anzuregen. Ist das Schilddrüsenhormon aus irgendeinem medizinischen Grund nicht angebracht, so wird nicht Intergen, sondern Cholin allein (Orocholin Tabletten; Rösch u. Handel, Wien) verordnet. Über die Notwendigkeit des Einsatzes und über die Dosis entscheidet nur der behandelnde Arzt.

Aber nicht nur zur Krebsverhütung, auch zur Therapie nach Krebs- bzw. Tumoroperationen ist die Verabreichung von Schilddrüsen-Cholin Tabletten (Intergen) zur notwendigen Behandlung der bisher nicht beachteten allgemeinen Krebsdisposition erforderlich. Hier sind wesentlich höhere Dosen notwendig, die der Arzt im einzelnen Fall festlegen muß.

Neben dieser grundlegenden Medikamenteneinnahme von Intergen scheint auch eine *zusätzliche Verabreichung von Vitaminen* gerade zur Allgemeintherapie der Krebsdisposition von Wichtigkeit.

Vitamin A: Als Schutz- und Aufbauvitamin des Deckgewebes (Epithelgewebes) und zur Steigerung der Immunlage ist eine tägliche Zufuhr von mehrfachen Tagesdosen völlig verständlich.
Natürliches Vorkommen: Leber, Lebertran, Käse, Eigelb, Grünkohl, Hagebutten, Paprika, Spinat, Palmkernöl.
Tagesbedarf: 5.000—6.000 IE.

In diesem Zusammenhang sei noch daran erinnert, daß bei Vitamin-A-Mangel eher Krebs oder ein Vorstadium (Präkanzerose) von Krebs auftritt. Im allgemeinen wird eine Dosis von 20.000 bis höchstens 50.000 Internationale Einheiten (IE) pro Tag bei älteren Menschen bzw. Krebsgefährdeten empfohlen. Die Zufuhr extrem hoher Dosen (täglich 1,5 Millionen IE) hat sich im Hinblick auf die kaum feststellbare positive Wirksamkeit und auf die meist unangenehmen Nebenwirkungen bis jetzt nicht durchgesetzt.

Vitamin E: Dieses Vitamin hat ähnlich dem Vitamin A Schutz- und Aufbauaufgaben für das Zwischengewebe, also Bindegewebe, Muskulatur, Knochen und Gefäße, große Bedeutung. Andererseits verleiht es anderen Vitaminen, Hormonen einen Abbauschutz und steigert dadurch als sogenanntes Antioxydans (Gegenoxydationsmittel) die Wirkung dieser Stoffe.

Natürliches Vorkommen: Niere, Eidotter, Blattgemüse, in Pflanzenölen und Keimölen (besonders in Weizenkeim- und Roggenöl).
Tagesbedarf: 20—25 mg.

Was also das Vitamin A für das Epithelgewebe, ist das Vitamin E für das Bindegewebe. So überrascht es nicht, daß beide Vitamine schon seit langem im Alter empfohlen werden. Im Hinblick auf die zusätzliche Regelung des Cholesterinstoffwechsels ist die Kombination der Vitamine A und E, vor allem zur Verhütung der Arteriosklerose und im gleichen Sinne zur Bekämpfung der Krebsdisposition geeignet. *Vitamin E verhindert außerdem die Bildung giftiger Oxydationsprodukte (Lipoperoxyde, die aus ungesättigten Fettsäuren entstehen könnten).* Schließlich soll nicht unerwähnt bleiben, daß Vitamin E am Kohlenhydrat- und Eiweißstoffwechsel beteiligt ist sowie bei der Glykogenneubildung (tierische Zuckerbildung), der Glykolysehemmung (Gärungshemmung) und der oxydativen Phosphorilierung (lebenswichtige chemische Umsetzungen in den Zellen), die alle in ihrer Gesamtheit beim Krebs gestört sind. Vitamin E wird in 2—3-fachem Tagesbedarf als Dauertherapie empfohlen.

Wir verordnen seit Jahren das Kombinationspräparat Rovigon „Roche" — Kaudragees, das 30.000 I. E. Vit. A und 70 mg Vit. E enthält, — also eine ideale Dosierung — mit bestem Erfolg (täglich 1 Tablette).

Die übrigen fettlösenden Vitamine D und K haben für das Krebs-Thema keine gesonderte Bedeutung. Hingegen stellen die wasserlöslichen Vitamine ein wichtiges Problem in der Krebsbekämpfung dar.

Gruppe der B-Vitamine:

Diese Gruppe setzt sich aus folgenden Stoffen zusammen: Vitamin B_1 (Thiamin); B_2 (Lactoflavin); Nicotinamid-Pellagraschutzstoff; B_6 (Pyridoxin); Pantothensäure (Antigrauhaarfaktor) und B_{12} (Cyanocobalamin).

Sie alle sind für den Stoffwechsel der Kohlenhydrate, der Fette, des Eiweißes und damit für das Wachstum von besonderer Bedeutung.

Vitamin B_1 (Thiamin): Wichtige Rolle im Zwischenstoffwechsel. (Cofaktor).
Natürliches Vorkommen: Leber, Niere, Linsen, Erbsen, Bohnen, Vollkorn.
Täglicher Bedarf: 1,7—2,5 mg.

Vitamin B_2 (Lactoflavin): Gelbes Atmungsferment neben anderen Fermentwirkungen.
Natürliches Vorkommen: Niere, Hühnereier, Fleisch (Muskel), Käse, Erbsen, Bohnen, Weizenkeim, Vollkorn.
Täglicher Bedarf: 1,5—2 mg.

Nikotinsäureamid (Vitamin PP): Wichtiger Bestandteil von Fermenten, die am Aufbau von Kohlenhydraten, Fetten und Eiweiß beteiligt sind — Pellagra-Schutzstoff.
Natürliches Vorkommen: Leber, Niere, Fleisch (Muskel), Eidotter, Erbsen, Linsen, Vollkorn, Weizenkeim.
Täglicher Bedarf: 13—16 mg.

Vitamin B_6 (Pyridoxin): Wichtig als Koferment im Eiweißstoffwechsel.
Natürliches Vorkommen: Leber, Niere, Fleisch (Muskel), Eidotter, Erbsen, Bohnen, Vollkorn, Weizenkeim.
Täglicher Bedarf 1—2 mg.

Pantothensäure: Wichtig für Kohlenhydrat-, Fett- und Eiweißstoffwechsel.
Natürliches Vorkommen: Leber, Niere, Käse, Eidotter, Erbsen, Bohnen, Kleie, Vollkorn, Weizenkeim.
Täglicher Bedarf: 10 mg.

Nicht selten werden diese B-Vitamine in höheren Tagesdosen für ältere Menschen als Geriatrika (Mittel, die die Alterung der Zellen bremsen sollen) empfohlen. *Mit Rücksicht auf die enorme Bedeutung für das Wachstum erscheint es wichtig, die tägliche Zufuhr der B-Vitamine in höheren Dosen für einen längeren Zeitraum (viele Monate) nicht zu empfehlen, vielmehr zu verbieten.* Denn die wachstumsstarken Tumorzellen werden wahrscheinlich diese Wuchsstoffe rascher und energischer an sich reißen, als normale Zellen. Damit könnte das Wachstum der Tumorzellen entscheidend angeregt bzw. ein schon bestehendes Krankheitsbild mit einer Krebsgeschwulst wesentlich verschlechtert werden. *Von vielen namhaften Autoren* (FISCHER-WASELS, 1934; BARTSCH, 1965, u. a.) *wurde deshalb schon vor vielen Jahren davor gewarnt.*

Bedauerlicherweise finden sich in der neueren Literatur keine derartigen Hinweise, ja im Gegenteil, es wird gar nicht selten der Vitamin-B-Komplex zur Hebung des Allgemeinzustandes empfohlen. Man vergißt dabei, daß die Tumorzelle wahrscheinlich Wuchsstoffe rascher aufnimmt und verwertet. Man wird also durch überhöhte Vitamin-B-Applikation das Tumorwachstum eher fördern.

Im übrigen erscheint es einleuchtend, daß ein Mensch, etwa ab dem 40. Lebensjahr, neben einer normalen Vitamindosis, die er in einer gemischten Normalkost hinreichend zuführt, keine zusätzlichen Wuchsstoffe benötigt. Nur nebenbei sei erwähnt, daß die verminderte Ausscheidung von Vitamin B_1 bei Krebskranken mit Wahrscheinlichkeit auf einen erhöhten Verbrauch im bösartigen Tumor hinweist.

Die Schlüsselstellung des Vitamins B_1 geht auch daraus hervor, daß Vitamin B_1 nicht nur als Cocarboxylase (bestimmtes Ferment) im Kohlenhydratstoffwechsel, sondern auch zur Verwertung des Pyridoxins und für die Bildung von Nikotinsäure (zur Gruppe des B-Komplexes gehörig) unbedingt notwendig ist und engste Beziehungen zu Lactoflavin unterhält.

Es ist daher kaum sinnvoll, die Vitamin-B-Gruppe, im besonderen das Vitamin B_1 in den geriatrischen Multivitaminpräparaten (Vitaminpräparate gegen Altersbeschwerden) in mehrfachen Tagesdosen längere Zeit (viele Monate bzw. Jahre) anzuwenden. *Denn durch diesen abnormalen (unphysiologischen) Wachstumsreiz, wie er in der normalen Nahrung nicht vorkommt, könnten „schlafende" Tumorzellen, die von verschiedenen Autoren in der Prostata (Vorsteherdrüse), in der Schilddrüse und in der Gebärmutter beschrieben wurden* (ANTOINE, 1947; NELLER und NEUBURGER, 1926; POTS, 1954, u. a.) *richtig aufgeweckt und zum Auswachsen eines klinisch manifesten (feststellbaren) Tumors angeregt werden.*

Selbst die Thiaminase (Anti-B_1-Vitamin), die in rohem Fleisch und gewissen pflanzlichen Nahrungsmitteln, wie Brombeeren, Johannesbeeren, Heidelbeeren und einigen Kohlarten vorkommt, reicht in der Praxis nicht aus, einen effektiven Vitamin-B_1-Mangel hervorzurufen und damit die Indikation bzw. die Notwendigkeit für erhöhte Vitamin-B-Dosen bei normaler gemischter Kost für ältere Jahrgänge zu deponieren. Da außerdem für das Vitamin B_1 bei oraler Verabreichung (durch den Mund) eine Grenze des Resorptionsvermögens (Aufnahmevermögens) mit etwa 5 mg pro Dosis errechnet wurde, bzw. da bei Zufuhr größerer Dosen von Vitamin B_1 selbst bei einer möglichen Aufnahme dieser Vitaminmengen dieselben durch die Galle bzw. den Darm im Stuhl wieder ausgeschieden werden (BLUM, 1970), wird der Wert der überhöhten oralen Vitamin-B_1-Zufuhr schon aus Resorptionsgründen sehr fragwürdig.

Um Mißverständnissen vorzubeugen, sei nochmals darauf aufmerksam gemacht, daß natürliche Nahrungsmittel mit höherem Vitamin-B-Gehalt, wie Vollkorn, Bohnen, Erbsen, Nüsse auf keinen Fall aus dem Kostplan zu streichen sind, sondern im Gegenteil zu empfehlen, denn dabei wird das Vitamin nicht konzentriert in abnormen Dosen angeboten. Auf jeden Fall erscheint es im Hinblick auf die angeführten Mitteilungen und Überlegungen nicht ratsam, die Vitamin-B-Gruppe, im besonderen Vitamin B_1, längere Zeit (viele Monate) in überhöhter Dosis in der Krebsbekämpfung anzuwenden.

Anders verhält es sich mit dem Vitamin B_{12}.

Vitamin B_{12}: (Cyanocobalamin): Dieses Vitamin spielt bei der Entstehung der roten Blutkörperchen und bei der Bildung von labilen Methylgruppen (biologisch wichtige Verbindungen) bzw. bei der Therapie der perniciösen Anämie (bestimmte Blutarmut) eine besondere Rolle.

Natürliches Vorkommen: Leber, Niere, Darminhalt von Mensch und Tier.

Tagesbedarf: 1—3 mcg.

Vitamin B_{12} ist in Tumorzellen bis zu 10%! der Norm gegenüber dem anliegenden normalen Gewebe abgesunken. Wird nun Vitamin B_{12} verabreicht, so kann man durch bestimmte Untersuchungen nachweisen, daß das Tumorgewebe fast kein Vitamin B_{12} aufnimmt, obwohl es einen hochgradigen Mangel aufweist (HEINRICH und KÜHNAU, 1965). Für die Praxis heißt das, daß man Tumorpatienten zur allgemeinen Kräftigung zum Unterschied von den übrigen B-Vitaminen ohne weiteres mit Vitamin B_{12} behandeln kann, ohne Gefahr zu laufen, damit das Tumorwachstum anzuregen.

Eine besondere Stellung im Vitaminproblem nimmt das Vitamin C (Askorbinsäure) ein, das auch in der Krebsbekämpfung ein erhöhtes Interesse verdient. Als typischer Redoxkörper (besonders günstige Eigenschaft im Molekülaufbau) ist Vitamin C befähigt, im reversiblen (umkehrbaren) Prozeß Wasserstoff bzw. Elektronen zu übertragen.

Dieser Umstand macht die vielseitigen Aufgaben der Askorbinsäure im Organismus verständlich: Förderung der Bildung von Aufbaustoffen des Bindegewebes und seiner Abkömmlinge, Aktivierung der Abwehrfunktion und Stoffwechselregulierung der Aminosäuren sowie Entgiftung von Toxinen (Giften), um nur die wichtigsten zu nennen. Daraus ergibt sich natürlich der breitgestreute Therapieeinsatz der Askorbinsäure.

Vitamin C (Askorbinsäure):

Natürliches Vorkommen: Frischfrüchte (Zitronen, Orangen, Hagebutte, Paprika, Grüngemüse), Sanddorn und in der Leber.

Tagesbedarf: 70—100 mg.

Als man vor etwa 30 Jahren feststellte, daß Gorillaaffen täglich sehr große Mengen, etwa 5000 mg Vitamin C schon normalerweise benötigen (G. H. BOURNE), mehrten sich bald die Stimmen, daß auch beim Menschen mehrere Gramm Vitamin C täglich therapeutisch zur Verwendung kommen sollten (STONE, 1972, u. a.). CAMERON und PAULING, 1974) u. a. haben dann 10 g, also 10.000 mg pro Tag, das ist die 100fache Bedarfsdosis bei untreatable (also unbehandelbaren) Krebskranken *) verabreicht. Diese Patienten lebten in 16% länger als ein Jahr, während bei den Kontrollfällen nur 0,3% ein Jahr überlebten.

Obwohl diese Mitteilung schon Mitte der 70er Jahre bekannt wurde, hat sich die überhöhte Dosierung von Vitamin C in der Krebsbekämpfung nicht durchgesetzt. Man darf daher annehmen, daß die Ergebnisse der Hypervitaminisierung (hohe Überdosis) mit Askorbinsäure allgemein nicht befriedigten. Im übrigen sei erwähnt, daß bei so hohen Dosen Verdauungsstörungen, Nierensteinbildung, Cholesterinerhöhung, ja selbst Zerstörung von Vitamin B_{12} (HERBERT und JAKOB, 1974) bekannt wurden. Im Tierexperiment wurden durch überhöhte Vitamin C Dosen sogar gesteigertes Tumorwachstum beobachtet (MIGLIOZZI, 1977).

Was jeden Leser besonders überraschen wird, ist die Mitteilung, daß ein richtiger Vitamin-C-Mangel, also eine Skorbuterkrankung mit Blutungen sich entwickelt, wenn bei einer Gabe von täglich 2—3 g die Askorbinsäure abgesetzt wird (RHEAD und SCHRAUZER, 1971). Fast noch erstaunlicher ist der Bericht, daß bei sehr großen Dosen von Vitamin C in der Schwangerschaft bei den Kindern Skorbut beobachtet wurde (COCHRANE, 1965).

Also auf jeden Fall jede Übertreibung vermeiden!

Andererseits gilt es heute als unbestritten, daß die Askorbinsäure in Dosen von 500 bis höchstens 1000 mg pro Tag ohne Risiko eine Leistungssteigerung möglich macht. Wir haben vor 40 Jahren (GROLITSCH und STÖGER) im Selbstversuch *Untersuchungen über den Zusammenhang von Vitamin C und Zuckerstoffwechsel bzw. Milchsäureumsatz* angestellt **) Da sowohl die Glukose (Zucker) wie die Milchsäure, wie wir schon wiederholt gehört haben, beim Krebskranken eine bedeutende Rolle spielt, sei auf diese Untersuchungen kurz eingegangen.

Nach kurzfristiger körperlicher Anstrengung steigt der Blutzucker an und fällt nach etwa 30 Minuten wieder ab. Dabei erreicht er nach einer Stunde einen etwas niederen Wert als vor der Belastung. Durch Zufuhr von Vitamin C kommt es praktisch zu keinem wesentlichen Blutzuckeranstieg und auch kaum zu einer anschließenden Senkung. Mit anderen Worten, die Ausschläge der Blutzuckerkurve sind nach Askorbinsäure nach unten wie nach oben deutlich kleiner. Dieses Verhalten nach Vitaminverabreichung gleicht dem Verlauf einer Blutzuckerkurve bei trainierten Sportlern, bei denen der Blutzuckerverlauf fast eine Gerade darstellt. D. h., es wird kein Glykogen (tierische Stärke) aus der Leber in Zucker umgewandelt und dann an das Blut abgegeben.

---

*) Eigentlich darf es für einen Arzt keinen unbehandelbaren Patienten geben, denn jeder Patient verlangt zu Recht, daß er behandelt wird, d. h., daß ihm Hilfe zuteil wird, auch wenn eine heilende Therapie nicht möglich ist.

**) GROLITSCH, K. und STÖGER, R.: Vitamin C und intermeditärer Kohlenhydratstoffwechsel, Klin. Wochenschrift 47/20 (1941), 1166—1169.

Es ist also sicherlich ein Schongang für den Zuckerstoffwechsel und für die Leber festzustellen.

Was die Milchsäure betrifft, ist nach Vitamin C Zufuhr ebenfalls kein Unterschied gegenüber Trainierten zu beobachten: Die Milchsäureerhöhung geht rascher zurück als ohne Vitamin C, d. h., sie wird schneller zum wertvollen Glykogen umgebaut. Man kann also abschließend sagen, daß durch Vitamin C nach kurzfristigen körperlichen Anstrengungen günstige Bedingungen für den Kohlenhydratstoffwechsel geschaffen werden. Die sportliche Leistung bestand bei unserem Versuch in einem 500 m Lauf, die Menge der intravenös verabreichten Askorbinsäure betrug 300 mg. Wir haben das Vitamin C-Präparat der Fa. Hoffmann La Roche, Basel, „Redoxon" verwendet. Im Ausscheidungsversuch wurde vorher klargestellt, daß kein Vitamin-C-Defizit bestand. Auch sei noch vermerkt, daß wir vor dem Versuch völlig untrainiert waren.

Als weiterer Vorteil des Vitamins C muß noch die Tatsache genannt werden, *daß Vitamin C ähnlich dem Vitamin E als Reduktionsmittel* (Antioxydans) *die Bildung von gefährlichen kanzerogenen Nitrosaminen blockiert.*

Im Hinblick auf diese günstigen Auswirkungen (Besserstellung des Zuckerstoffwechsels und Aktivierung des Abwehrapparates) wird Vitamin C mit Erfolg bei der Krebskrankheit verwendet. Es sollen aber, wie schon erwähnt, die täglichen Dosen von 500 bis höchstens 1000 mg aus den oben angeführten Gründen nicht überschritten werden. Wir verwenden meistens eines der vielen Vitamin C-Präparate: Redoxon „Roche"-Kautabletten 500 mg haben sich auch wegen des guten Geschmackes ausgezeichnet bewährt (täglich 1 Tablette).

Bei der Besprechung der medikamentösen Basistherapie (zur Behandlung der allgemeinen Karzinomdisposition) ist auch noch auf die *Kalziumzufuhr und ihre Bedeutung einzugehen:* Kalzium ist nämlich in der Krebszelle sehr häufig vermindert (BALINT, 1964; EICHLER, 1950; SHEAR, 1932, u. a.), was nicht überrascht, wenn wir berücksichtigen, daß Kalzium eine wachstumshemmende Wirkung besitzt (HEROVICI und ACOSTA, 1958; HINSBERG, 1942, u. a.). Kalzium soll außerdem die aerobe Glykolyse, wie wir sie beim Tumorstoffwechsel finden, herabsetzen (WATERMAN, 1922).

Vermehrter Kalziumgehalt im Gewebe — der Knochen bildet aus Gründen, auf die hier nicht eingegangen werden kann, eine Ausnahme — schützt eher vor der Entwicklung eines neoplastischen (krebsigen) Prozesses (ELKELES, 1963; VERNE und ROTH, 1963, u. a.). Umgekehrt läßt nach Kalziumentzug die Oberflächenaktivität der Zellmembran nach. Damit kommt es zur bekannten Kontaktschwäche der Krebszellen, die beim schrankenlosen Wachstum eine große Rolle spielt und der Ausbreitung des Tumors deutlich förderlich ist (FISHER und Mitarbeiter, 1970; STRÄULI, 1970).

So ist es einleuchtend, daß *zur gezielten Therapie der generellen Karzinomdisposition neben einer kalkreichen Kost* (reichlich Sauermilchprodukte, fettarme Käse, Haselnüsse, Feldbohnen) unter Umständen auch Kalziumtabletten angezeigt sind. In diesem Zusammenhang erscheint es von Vorteil, einen Irrtum, der sich in der Öffentlichkeit bezüglich der Kalktherapie verbreitet hat, aufzuklären.

Die meisten Patienten, denen Kalkpräparate verordnet werden, haben eine Scheu davor bzw. *lehnen sie kurzweg ab. Es herrscht nämlich die Meinung, dadurch wird die Arteriosklerose,* also die Gefäßverkalkung, *gefördert. Grade das Gegenteil ist aber der Fall.* Das muß einmal klar ausgesprochen werden und soll im folgenden näher auseinandergesetzt werden.

Aus verschiedenen Untersuchungen ist bekannt, daß die Aufnahme des Cholesterin im Darm weitgehend vom Gehalt der Nahrung an Fett und dessen Resorption (Aufnahme) abhängig ist (HENNING, 1959; MELLINGKOFF, 1950; SCHETTLER, 1949). Durch Zufuhr von Kalzium kommt es zur Bildung von unlöslichen, nicht resorbierbaren Kalksalzen, die aus den durch die Verdauung gespaltenen Fetten (Triglyceriden) entstehen. Dadurch ist die Cholesterinaufnahme im Darm reduziert, weil die zur Resorption notwendigen Fette bzw. Fettsäuren in nicht mehr aufnahmsfähige Kalziumsalze umgewandelt wurden (KEYS und Mitarbeiter, 1956; MAIBACH, 1968).

Tatsächlich ist auch der Fettgehalt nach oraler Kalziumverabreichung im Stuhl erhöht (DRENIK, 1961; STEUDEL, 1944; WARD und REID, 1948); im Serum hingegen ist der Spiegel des Cholesterins deutlich gesenkt (JACOWITZ, 1962; MAIBACH, 1977).

Hierher paßt auch die Beobachtung, daß Arteriosklerose bzw. Herzgefäßerkrankungen im Gegenden mit weichem Wasser — also bei wenig Kalkgehalt — häufiger anzutreffen sind (DAUNCY und WIDDOWSON, 1972; SHAPER, 1975; STITT, 1973).

Wir sehen also, daß *durch Kalziumzufuhr nicht nur ein positiver Effekt auf Wachstumshemmung, Senkung der Glykolyse* (Gärung) und *eine Besserung der Kontaktaktivität der Zellen* erzielt wird, sondern, daß auch das für das Tumorwachstum so *bedeutungsvolle Cholesterin vermehrt ausgeschieden wird.*

Vielleicht auch ein Wort zum Thema Cholesterin selbst. In der Laienpresse wurde in der letzten Zeit nicht selten die Meinung vertreten, daß Cholesterin für den Fettstoffwechsel gar nicht so wichtig sei, sondern sogenannte Lipoproteine (Fetteiweißkörper) hoher, niedriger und sehr niedriger Dichte.

Arteriosklerose geht parallel mit den Lipoproteinen niedriger Dichte (also *L*ow *D*ensity *L*ipoprotein — LDL oder Beta-Lipoproteine) und sehr niedriger Dichte (*V*ery *L*ow *D*ensity *L*ipoprotein — VLDL — oder Prä-Beta-Lipoproteine), (AUERSWALD und DOLESCHEL, 1980; STEINBERG, 1979).

Hingegen üben die Lipoproteine hoher Dichte (High Density Lipoprotein — HDL — oder Alpha-Lipoproteine) einen Schutzeffekt gegen die Arteriosklerose aus.

Nun weiß man, daß die VLDL die größere Menge Triglyceride (Neutralfette) 50—52% enthalten, die LDL weisen den höchsten Cholesteringehalt mit 45—47% aus, während die schützenden HDL nur 18—19% Cholesterin und nur 2—8% Neutralfette beinhalten, aber durch den höchsten Gehalt an Phospholipiden 26—30% (Lecithin) ausgezeichnet sind (Lecithin darf als der physiologische Gegenspieler des Cholesterins bezeichnet werden, wie schon wiederholt erwähnt wurde).

Wir können also feststellen, daß für eine erste Orientierung auch der Cholesterin- und Triglycerid-Spiegel bedingt noch Geltung hat.

Allerdings für wissenschaftliche Zwecke ist die Bestimmung von Apolipoprotein B von LDL bzw. die Höhe des Apolipoprotein A_1 und A_2 von HDL (ALAUPOVIC, 1980; MORDASINI und Mitarbeiter, 1979) erforderlich.

Zusammenfassend kann gesagt werden, *daß eine orale* (durch den Mund) *Kalziumzufuhr bei Krebsgefährdeten und nach Tumoroperationen angezeigt ist* und *dadurch Gefäßsklerosen nicht nur nicht erzeugt, sondern sogar eher verhindert werden.* Eine parenterale Applikation (Umgehung des Verdauungskanal) von Kalkpräparaten (Kalziuminjektionen) könnte allerdings bei längerer Anwendung eine vorzeitige Verkalkung der Gefäße herbeiführen. Für den Cholesterinstoffwechsel selbst hingegen haben Kalziuminjektionen keinen besonderen Belang. *Eine weitere sehr wichtige medikamentöse Beeinflussung der allgemeinen Karzinomdisposition ist eine gezielte Umstimmung mit Säuren, um der alkalotischen Stoffwechseleinstellung entgegenzuwirken,* worauf wir schon im Rahmen der Besprechung der Ernährung hingewiesen haben.

Neben einer säuernden Kost (Eiweißnahrung, Vollkornprodukte, Milchsäuregärungsprodukte, Nüsse, Pilze, Hülsenfrüchte) sind unter Umständen Säuretabletten zu verabreichen: Heloacid (verschiedene organische Säuren), (Helopharm, Berlin), 2—6 Tabletten täglich oder Acidol-Pepsin-Tabletten (Salzsäure-Pepsin), (Bayer, Leverkusen), 2—4 Tabletten in einem halben Glas Wasser zu lösen und während der Mahlzeit einzunehmen; (vor allem bei Blähungen und verminderter Magensäure sind diese Säuretabletten unbedingt zu empfehlen). Auch Milchsäurepräparate wie Espritin-Tropfen (Petrasch, Dornbirn), werden hier gute Dienste leisten, wenn keine Sauermilchprodukte genommen werden.

Es ist in diesem Zusammenhang auch interessant zu bemerken, daß *durch orale Säuregaben* zu den Hauptmahlzeiten eine signifikante *Besserung des Zuckerstoffwechsels bei Altersdiabetikern* nachgewiesen werden konnte (KLEIN, 1975). Diese Beobachtung dürfte auch für den Krebskranken von Bedeutung sein, da jede rasche Zuckererhöhung den Stoffwechsel belastet und einen gewissen Wachstumsimpuls für Krebszellen, wie schon erwähnt, abgeben könnte.

Zur Aktivierung des Abwehrsystems werden auch noch andere Präparate angegeben: Elpimed, ein Präparat, das ungesättigte Fettsäuren enthält und daher auf den Cholesteringehalt regulierend eingreifen soll (PISCHINGER, 1949; SINGER, 1947, u. a.).

In ähnlicher Indikation werden auch Iscador-Präparate (Mistelpräparate der Firma Weleda, Schweiz) zur Nachbehandlung wie überhaupt zur Tumortherapie empfohlen. Beim Mamma-Karzinom (Brustkrebs) wurde nach fünf Jahren durch Mistelpräparate eine etwa 10%ige Besserung der Absterbekurve festgestellt (SALZER, 1976, u. a.).

Von anderer Seite werden Extrakte aus der Thymus-Drüse (innere Brustdrüse), aus der Decidua (Gebärmutterschleimhaut) oder aus foetaler Leber (aus einer Leibesfrucht nach dem 1. Schwangerschaftsdrittel) zur Umstimmung empfohlen.

Persönliche Erfahrungen mit den genannten Medikamenten fehlen, aber ich bin überzeugt, daß sie auch einen Beitrag im Kampf gegen die Krebskrankheit zu leisten vermögen und nicht verdienen, wie das vielfach geschieht, einfach als unwirksam abgelehnt zu werden.

Freilich glaube ich, werden diese Mittel nur bei einem gezielten Therapieplan, angefangen von einer entsprechenden Kost und geregelter Stuhltätigkeit bis zur physiologischen Steigerung der Reaktionslage und dem notwendigen Leberschutz den erwarteten Dienst tun. Bei der Komplexität des Krebstherapieproblems und der Verschiedenheit der einzelnen Krebspatienten wird es sicherlich sehr schwierig sein, die Wirkung eines einzelnen unspezifischen Arzneimittels richtig auszuloten.

5. Behandlung einer bestehenden Anämie (Blutarmut)

Im Rahmen der Besprechung der medikamentösen Basistherapie darf auch auf keinen Fall auf die Behandlung einer bestehenden Anämie (Blutarmut) vergessen werden. *Denn jede Anämie stellt einen nicht zu leugnenden Wegbereiter der Krebserkrankung dar.* Es würde zu weit führen, auf die Gründe der angeführten Aussage näher einzugehen. Jeder Arzt muß also bei Feststellung einer Anämie sogleich die nötige Behandlung einleiten: entsprechende Diät, Eisenmedikation, Leberinjektion bzw. Vitamin B_{12}-Therapie. (Je nach Art der Anämie.)

6. Vermeidung langfristiger Einnahme gewisser Medikamente

Im allgemeinen kümmert man sich darum sehr wenig oder gar nicht; es werden Medikamente für das momentane Symptombild verordnet, die gerade zur Behebung oder Besserung der Beschwerden von Vorteil sind, auch wenn bei genauer Analyse eine Förderung der Krebserkrankung nicht ausgeschlossen werden kann, ja unter Umständen sogar wahrscheinlich ist. *Wesentlich ist dabei, daß die Medikation über viele Monate und Jahre erfolgt.* Hier einige *Beispiele:* Durch regelmäßige Einnahme von alkalisierenden Medikamenten gegen eine Übersäuerung durch Jahre hindurch, besonders nach dem 50. Lebensjahr, könnte eine merkbare Förderung im Sinne einer Magenkrebsentstehung herbeigeführt werden. Daher nicht jahrelang säureneutralisierende Medikamente, angefangen vom gewöhnlichen Speisesoda bis zu modernen Sekretionshemmern verabreichen. Wenn noch andere Gefahrenmomente bezüglich einer Krebsentstehung festzustellen sind, kommt dieser Warnung natürlich besondere Bedeutung zu.

Ein anderes Beispiel: Die Zufuhr von Östrogen (weibliches Sexualhormon) wird nicht selten bei klimakterischen Beschwerden sehr großzügig gehandhabt, obwohl bekannt ist, daß dadurch der Gebärmutterkörperkrebs und nicht allzu selten auch der Brustkrebs begünstigt werden kann. Auch hier müssen unbedingt größere Pausen der Behandlung gemacht werden bzw. soll bereits vor Beginn der Östrogentherapie überprüft werden, ob die Patientin dem Kreis der Risikopatienten zuzuordnen ist und durch die geplante Östrogentherapie zusätzlich ein nicht unbedeutender Faktor in den bereits bestehenden Gefahrenbereichen eingebracht wird.

Noch *ein anderes Beispiel,* das man immer wieder erleben kann, liefert die Cortisontherapie bei Krebskranken. Obwohl man weiß, daß damit die Immunlage einschneidend geschwächt wird, bzw. die für die Krebsabwehr so wichtigen T-Lymphocyten (Blutzellen, die den Krebs am besten bekämpfen) reduziert werden, werden im Verein mit der Cytostaticabehandlung (das sind Giftstoffe, die Krebszellen, aber leider auch normale Zellen schädigen bzw. zerstören) sogar über längere Zeiträume die verschiedensten Cortison-Präparate zum Teil um den billigen Gewinn einer kurzfristigen Besserung des subjektiven Befindens zur Anwendung gebracht. Die durch die Cytostatica schon belastete Immunlage, die ja von sich aus bereits vermindert und geschädigt ist, wie wir wissen, wird durch die zusätzliche Verabreichung von Cortison verstärkt unterdrückt. *Im Hinblick auf diese Tatsache muß unbedingt einer Cortisontherapie ein grundsätzliches Nein in der Krebsbekämpfung entgegengehalten werden.* Es sei denn, daß Cortison zur vorübergehenden subjektiven Erleichterung der Erkrankung als eine gewisse Sterbehilfe zu Recht gegeben wird.

Die Liste ähnlicher Vorkommnisse könnte noch unschwer fortgesetzt werden; diese Probleme gehören aber besser in die ärztliche Praxis. Hier sollte auch dem Nicht-Mediziner gezeigt werden, wie vielschichtig und kompliziert das Krebsproblem und seine Behandlung ist. So kann der letzte Tropfen, der den Topf der ursächlichen Faktoren richtig zum Übergehen bringt, oft von scheinbaren Kleinigkeiten abhängen.

Schließlich muß nochmals darauf verwiesen werden, daß es eine *ganz stattliche Anzahl von Medikamenten gibt, denen eine mehr oder weniger deutliche kanzerogene Wirkung nachgesagt wird.* (Siehe Seite 24.)

Man sieht, daß *die Krebsgefährdung der Kanzerogene nicht allein eine Frage der Giftigkeit* (Toxizität) ist, sondern vielmehr *auch der Dosierung bzw. der langfristigen Einnahme im Zusammenwirken der angrenzenden Medien (Umgebung),* d. h. der allgemeinen Krebsdisposition ist. Ähnliche Gedanken hat schon vor über 70 Jahren der Wiener LAKER und später PISCHINGER ausgesprochen. Zum Thema Kanzerogene ist vielleicht auch der Ausspruch des Pathologen HAMPERL: „Wir kennen viel zu viel Kanzerogene" bemerkenswert. OESER geht sogar noch weiter und spricht von einer Sucht nach kanzerogenen Noxen.

Wenn wir uns ferner vor Augen halten, daß 3,4 Benzpyren fast in jedem Gemüse enthalten ist, daß die Luft an verkehrsreichen Straßen mit hochkanzerogenen Stoffen übermäßig, in manchen Fällen sicher intolerabel (untragbar), verseucht ist, daß geräucherte Fleisch- und Fischwaren karzinogene Teerbestandteile enthalten und trotzdem nur ein Teil der Bevölkerung an Krebs erkrankt, dürfen wir annehmen, daß der Mensch gelernt hat, diese krebserzeugenden Gifte in einem gewissen Ausmaß unschädlich zu machen. Nur unter bestimmten Voraussetzungen, d. h. wenn andere gewichtige Faktoren — allgemeine Krebsbereitschaft und andere Gefahrenmomente — zusammentreffen, kommt es zur bösartigen Neubildung.

Auf der anderen Seite ist es aber auch abzulehnen, überhaupt alle Stoffe, mit denen wir leben müssen, in einen Topf zu werfen und keinen wesentlichen Unterschied bezüglich der Krebsgefährdung zu machen. Der einzelne Stellenwert der Kanzerogene ist doch recht verschieden.

Auch der im Alltag für die meisten nicht wegzudenkende Alkohol zeigt, abgesehen von der gesicherten Bedeutung bei Magen- und Speiseröhrenkrebs, bemerkenswerte Umstimmungen, die zweifellos krebsbegünstigend wirken können:

Durch Alkohol kommt es nämlich zu einer Stimulierung der Hypophysenvorderlappen- (Hirnanhangdrüsen-)Sekretion und damit zu einer vermehrten Ausschüttung von Prolaktin, (die Sekretion der Brustdrüse anregendes Hormon), TSH (Schilddrüse anregendes Hormon) und STH (wachstumshormonsteigernd) und MSH (Pigmentzellen stimulierendes Hormon). Dadurch kann die Entwicklung von Brustkrebs, Schilddrüsenkrebs und bösartigem Muttermal gefördert werden (WILLIAMS, 1976).

Diese Angaben dürften wahrscheinlich nur bei entsprechend langer Dauer (viele Jahre) der Alkoholzufuhr und bei höheren Dosen zutreffen. Nähere Mitteilungen darüber fehlen in der zitierten Publikation, in der aber auch Quellen genannt werden, die die aufgezeigten Zusammenhänge nicht beobachten konnten (National Institute on Alcohol Abuse und Alcoholism; second Special Report to the U. S. Congress on Alcohol and Health). Im übrigen weiß man, daß eine einzige Substanz, die nur bei langdauernder Zufuhr eine Wirkung erwarten läßt, sehr schwierig in der menschlichen Praxis wegen der Vielfalt der Wirkungsfaktoren bei der Krebserkrankung verläßlich beurteilt werden kann, worauf schon mehrmals mit Nachdruck hingewiesen wurde. Außerdem könnte die durch Alkohol bedingte Steigerung der HDL (Lipoproteine) die hier aufgezählten krebsfördernden Veränderungen teilweise entschärfen.

Klare Angaben zu machen, ist kaum möglich, weil es keine präzise Definition gibt, was als Karzinogen bezeichnet werden muß.

Die folgenden grundsätzlichen Erkenntnisse aus Tierexperimenten erscheinen noch zum allgemeinen Verständnis erwähnenswert: Die Wirkungen kleinster Mengen von Karzinogen-Einzeldosen addieren sich verlustlos. Wiederholte einzelne Gaben sind wirksamer, als eine einmalige Verabreichung einer größeren Menge. Je größer der Zeitraum ist, in dem das Mittel aufgeteilt verabreicht wird, desto effektvoller ist die Wirkung. Mit anderen Worten, mit kleinsten Dosen hochkanzerogener Stoffe, die bereits in der Jugend aufgenommen werden, kann mit gewisser Wahrscheinlichkeit der Grundstein für die Entstehung der Krebskrankheit gelegt werden, wenn im Alter noch andere fördernde Faktoren (Ernährung, Umwelt und langfristige Einnahme gewisser Medikamente) dazukommen. Zusammenfassend muß also betont werden, daß eine langdauernde Medikamenteneinnahme genau zu überwachen ist und bei Verdacht auf Kanzerogenität das Medikament unbedingt ausgewechselt werden muß. Es darf einfach nicht vorkommen, daß bei chronischen, relativ harmlosen Erkrankungen durch Medikamenteneinsatz eine Krebserkrankung ausgelöst wird, diese dann aber in Unkenntnis der Umstände einem bösen Schicksal zugeschrieben wird.

7. Regelmäßige Kontrolluntersuchungen

Es ist sicherlich zu empfehlen, wenigstens einmal im Jahr eine komplette Durchuntersuchung (etwa ab 40. Lebensjahr, gynäkologische Kontrollen schon ab 30. Lebensjahr) durchführen zu lassen, um vielleicht ein okkultes (verstecktes) Karzinom im Frühstadium zu entdecken, und dadurch die Heilungsaussichten wesentlich zu verbessern.

Freilich muß eine derartige Kontrolluntersuchung umfassend sein, d. h. auf alle Organe, wo häufig Krebs vorkommt, Bedacht nehmen. Es ist nicht sinnvoll, aus Sparsamkeitsgründen auf grundlegende Untersuchungen oder auf eine ausführliche Anamnese (Krankengeschichte), die unbedingt von einem Arzt erhoben werden soll, zu verzichten, da dann der Schaden größer ist als der Nutzen: Der Untersuchte geht nämlich mit dem beglückenden Gefühl, daß er völlig gesund ist, nach Hause. Wenn dann in den nächsten Monaten Beschwerden auftreten, werden diese bagatellisiert und der Patient tröstet sich selbst mit dem Gedanken, er ist ja erst kürzlich für gesund erklärt worden. Inzwischen vergeht aber kostbare Zeit bis die erforderliche Operation oder Bestrahlung durchgeführt werden kann.

Wenn man dann noch bedenkt, daß die Vorsorgeuntersuchung, wie die statistischen Zahlen beweisen, enttäuscht haben, muß man gezwungenermaßen nach neuen Wegen und Möglichkeiten Ausschau halten, um endlich aus der Sackgasse der Krebstherapie, die in den letzten 30 Jahren keinen sichtbaren Fortschritt ermöglichte, ja fast das Gleichbleiben therapeutischer Ergebnisse deutlich machte, herauszukommen.

Nach Prüfung der Möglichkeiten dürfte beim derzeitigen Wissensstande eine aktive Krebsprophylaxe zur Verminderung der Krebserkrankungsziffern die besten Erfolgsaussichten haben: Entsprechende Kost, Sorge für täglichen Stuhl und laufende Einnahme der empfohlenen Grundstoffe (Schilddrüse, Cholin: Intergen) und der fettlöslichen Vitamine A und E, sowie des wasserlöslichen Vitamins C. Außerdem soll noch darauf geachtet werden, gewisse Arzneimittel zu meiden, bzw. sie nur kurzfristig anzuwenden.

Die Erfahrungen in der ärztlichen Praxis berechtigen zu größten Hoffnungen, selbst wenn man auf gewisse Genußgifte, wie Alkohol und Nikotin, nicht gänzlich verzichten will.

Die geschilderte Basistherapie muß auch die Grundlage jeder Krebsnachsorge, also einer gezielten Nachbehandlung nach Tumoroperationen sein. Ich wage zu behaupten: solange man sich nicht entschließt, eine permanente Therapie der bisher kaum beachteten allgemeinen Krebsbereitschaft durchzuführen, werden längerwährende Erfolge in höherem Prozentsatz versagt bleiben. Es ist doch generell anerkannt, daß jede Allgemeinerkrankung eine grundlegende Dauertherapie, angefangen von der Kost, erforderlich macht, worauf bereits hingewiesen wurde.

Zusammenfassung

Die Basistherapie ist die Grundlage der Behandlung der allgemeinen Krebsdisposition, die, wie schon wiederholt ausgeführt wurde, neben einem lokalen Reizfaktor bei der Krebsentstehung eine maßgebliche Rolle spielt. Erst in letzter Zeit hat man die große Bedeutung einer allgemeinen Krankheitsbereitschaft anerkannt, während man sich vor einigen Jahren darum noch nicht gekümmert hat, ja fast dogmatisch die Krebserkrankung zu einem lokalen Leiden gestempelt hat. Die allgemeine Krankheitsbereitschaft ist durch eine träge Reaktionslage charakterisiert, die auch unter dem Namen Hypoergie, Immunschwäche beziehungsweise allgemeine Resistenzherabsetzung bekannt ist.

Es ist verständlich, daß grundsätzlich für jede ärztliche Empfehlung bzw. Verordnung *ein bestimmtes Gesundheitsbewußtsein* vonnöten ist und daher auch im Rahmen einer aktiven Krebsbekämpfung der Wille zu einer gesunden Lebensführung unbedingt gefördert werden muß. Vorerst muß eine vernünftige Aufteilung von Arbeitszeit und Erholung, wenn auch individuell verschieden, die gebührende Beachtung finden. Man wird ferner erkennen müssen, daß z. B. *die Folgen eines Übergewichtes* für die Krebsgefährdung bedenklich sind und mehr Sorgen und Beschwerden bereiten, als gezielte Maßnahmen ohne Radikalismus, das Übergewicht langsam abzubauen bzw. überhaupt zu vermeiden.

Dem *Wert einer aktiven Bewegung,* also *dem Sport,* wird im Blickwinkel dieser Überlegungen der gebührende Platz eingeräumt und dieser Stellenwert auch für die Bedeutung der allgemeinen Krebsbereitschaft entsprechend gewürdigt.

Bezüglich *der Genußgifte, Nikotin und Alkohol,* spannt sich der Bogen vom Verbot bis zur vernünftigen Einschränkung, je nach Lage des Falles, während dem *Bohnenkaffee* bei mäßigen Mengen die Krebsgefährdung betreffend keine Nachteile nachgesagt werden. Einen Hauptpfeiler im Gebäude eines internen Therapieplanes der allgemeinen Karzinomdisposition stellt die Ernährung dar; *in Zukunft darf einfach eine bestimmte Diät nicht übergangen werden, will man endlich einen entscheidenden Fortschritt in der Krebsbekämpfung erzielen: Die Krebskrankheit gilt bekanntlich* nach heutiger Auffassung *als eine Allgemeinerkrankung,* die den ganzen Organismus erfaßt. *Daher muß, wie bei jeder anderen Allgemeinerkrankung (siehe Diabetes oder Gicht!), der Diätplan entsprechend beachtet werden.*

Die Kost soll gemischt säuernd sein, mit weitgehendem Ausschluß von tierischen Fetten und Zucker, bei Bevorzugung von pflanzlicher Rohkost. Sicherlich kann unter Berücksichtigung der jeweiligen Gesamtsituation auf individuelle Wünsche Bedacht genommen werden, ohne daß bei entsprechender Anpassung auf gewisse Gaumenfreuden verzichtet werden muß. Mit anderen Worten, das Essen kann und soll weiterhin Vergnügen machen.

Grundsätzlich sollen die Fette bei älteren Menschen auf jeden Fall eingeschränkt werden und pflanzliche Fette mit mehrfach ungesättigten Fettsäuren sollen Vorrang haben. *Hingegen darf die Kost nicht eiweißarm sein: 1,0 g—1,3 g/kg Körpergewicht.* Bezüglich der Kohlenhydrate ist der Zucker nach Möglichkeit auszuschließen und die Aufnahme von Vollkornprodukten im Kostplan zu fördern. Cholesterinreiche Nahrungsmittel und Räucherwaren sind unbedingt zu meiden. Auch Konserven — außer mit Essig und Milchsäure zubereitet — sollen nicht ein regelmäßiger Bestandteil der Nahrung sein. Kochsalz ist eher einzuschränken. *Von den Gewürzen sind besonders Knoblauch und Zwiebel vorrangig zu behandeln.*

Nur einer Kost, die durch viele Monate und Jahre eingehalten wird, darf ein entscheidender Einfluß auf den Gesundheitszustand (im positiven wie negativen Sinn) zuerkannt werden, wenn auch kurzfristige Diätschemen — radikale Abmagerungskuren — von möglichen bösen Folgen nicht freigesprochen werden können.

Die Flüssigkeitszufuhr soll reichlich sein: täglich 1¼—1¾ l, bei Schwitzprozeduren, wie Sauna und ähnlichem, sind noch größere Flüssigkeitsmengen ratsam.

Ein zweiter wichtiger Bestandteil der Basistherapie ist neben der Ernährung die Sorge für täglichen Stuhl. Ihre Bedeutung in der Krebsfrage wird meist unterspielt und bagatellisiert, obwohl erwiesenermaßen fast die Mehrzahl der Krebskranken an Obstipation (Stuhlverstopfung) leidet, auch wenn der Tumor nicht im Verdauungstrakt sitzt.

Wenn die empfohlene Kost weitgehend eingehalten wird, darf man im allgemeinen erwarten, daß keine besonderen Stuhlprobleme auftreten. Auf jeden Fall ist zu fordern, daß täglich eine Stuhlentleerung mit normaler Stuhlbeschaffenheit erfolgt. Trifft dies nicht zu, ist unbedingt der Hausarzt zur Abklärung bzw. Beseitigung der abnormen Zustände aufzusuchen.

Besser jeden Tag ein Abführmittel als keinen Stuhl!

Als dritte Säule der Basistherapie ist die medikamentöse Behandlung der hypoergischen Reaktionslage zu bezeichnen.

Aufbauend auf die ärztliche Erfahrung, daß Krebs bei hyperergischen Zuständen wie Überfunktion der Schilddrüse und Allergien kaum vorkommt, *bietet sich das Schilddrüsenhormon als physiologischer (normaler) Grundstoff und das Lebervitamin Cholin in fast idealer Form an.* Eine Gegenüberstellung der Krebskrankheit gegenüber dem Krankheitsbild der Überfunktion der Schilddrüse (Hyperthyreose bzw. M. Basedow) macht in ihrer Gegensätzlichkeit den Wert einer langfristigen Schilddrüsenhormonzufuhr zur Bekämpfung der generellen Krebstbereitschaft besonders deutlich.

Diese beiden Grundstoffe Schilddrüsenhormon und Cholin sind in dem *Präparat Intergen (Fa. Roesch und Handel, Wien)* vereinigt. Zur Verbesserung der Entgiftungsfunktion enthält das Medikament auch noch Alliin (wirksame Grundsubstanz des Knoblauchöls) und einen Katalysator (Stoff, der chemische bzw. biologische Reaktionen auslöst oder unterstützt), wodurch zusätzlich für den inneren Zellstoffwechsel ein Vorteil erreicht wird. Kann Schilddrüsenhormon aus medizinischer Überlegung nicht verordnet werden, wird Cholin allein (Orocholin, Rösch u. Handel, Wien) vom Arzt verschrieben.

Da das krebsgefährliche Alter durch Einschränkung der Regulationsbreite und durch eine allgemeine Abnützung gekennzeichnet ist, hat *die Forschung auch eine künstliche Vitaminzufuhr von Vitamin A und E und dem Allroundverbesserer Vitamin C in entsprechenden Dosen empfohlen.*

Dagegen ist eher zu warnen, wahllos in mehrfacher Tagesdosis zur Bekämpfung von Altersbeschwerden und natürlich auch im Sinne der Krebsverhütung bzw. nach Tumoroperationen die Vitamin B-Gruppe — ausgenommen das Vitamin B_{12} — über viele Wochen und Monate anzuwenden. Denn im krebsgefährdeten Alter wird keine Überdosis von Wuchsstoffen wie der Vitamin-B-Gruppe benötigt, die nur den wachstumsstärkeren Tumorzellen zugute kommen könnten.

Schließlich wäre unter gewissen Umständen auch *eine Medikation von Kalziumtabletten* im Hinblick auf die Bedeutung des Kalziums für den älteren Menschen *empfehlenswert.*

Bei Verdauungsstörungen (Blähungen und Aufstoßen) *soll zur allgemeinen Säuerung neben der gezielten Kost auf Säuretabletten,* wie Heloacid oder Azidol-Pepsin nicht vergessen werden.

Zusammenfassend darf nochmals festgehalten werden, daß beim derzeitigen Wissenstand die Vorsorgeuntersuchungen enttäuscht haben und die Zahl der Krebserkrankungen nicht entscheidend reduziert werden konnte. *Daher ist es hoch an der Zeit, neue Wege zu beschreiten: Hier bietet sich ein neues Modell einer aktiven Krebsprophylaxe an,* das natürlich nur mit entsprechender Bekanntmachung und Unterstützung öffentlicher Stellen die zahlenmäßig erforderliche Verbreitung finden kann, die eine merkbare Verminderung der Erkrankungsziffern mit großer Wahrscheinlichkeit möglich macht.

Die drei Grundpfeiler dieser aktiven Krebsverhütung sind:

1. *Entsprechende Kost.*
2. *Sorge für täglichen Stuhl.*
3. *Verabreichung der physiologischen Grundstoffe: Schilddrüsenhormon und Cholin sowie der Vitamine A, E und C.*

Als letzter Punkt bei Besprechung der allgemeinen Basistherapie wäre noch zu erwähnen, daß auch die jahrelange Einnahme verschiedenster Medikamente (siehe Liste von Seite 24) krebsfördernd wirken könnte und daher rechtzeitig unterbrochen bzw. durch andere Maßnahmen ersetzt werden soll. Bisher hat man sich eigentlich nur im Tierversuch darum gekümmert, in der menschlichen Praxis jedoch kaum darauf geachtet.

Dieser letzte Punkt wäre vielleicht noch als Nr. 4 dem neuen Weg einer aktiven Krebsverhütung, allerdings mit geringerer Wertposition als die ersten drei Faktoren zuzuordnen, während die übrigen Punkte, wie Übergewicht, bedingt Genußgifte (nur bei geringen Mengen) wahrscheinlich nicht auch als Hauptlastträger der Krebsentstehung anzusprechen sind.

Mit anderen Worten, man kann auch bei Beachtung der hier empfohlenen Lebensführung mit genug Vergnügungen und lebensfroh sowie ohne Krebsangst die Tage des Alters verbringen bzw. erwartungsgemäß ohne Krebs erleben.

Natürlich muß die hier geschilderte Basistherapie auch Grundlage einer postoperativen (nach einer Operation) Nachbehandlung sein. Nur wenn die weder durch eine Operation noch durch eine Bestrahlung beeinflußte generelle Karzinomdisposition einer Dauerbehandlung zugeführt wird, besteht eine auch theoretisch begründete Hoffnung, daß endlich bessere, langjährige Resultate erzielt werden.

VI. GEZIELTE INTERNE NACHBEHANDLUNG NACH TUMOROPERATIONEN (Cytostaticaanwendung)

Pathophysiologische (auf das Krankheitsgeschehen ausgerichtete) Grundlagen

Die derzeit geübte Krebstherapie besteht gewöhnlich nur in einer lokalen Behandlung; entweder wird die bösartige Geschwulst vom Chirurgen entfernt oder durch die Strahlentherapie vernichtet. Die chirurgischen Methoden sind bis ins kleinste Detail ausgefeilt; eine offene Frage ist lediglich manchmal die Größe des Eingriffes, d. h., ob der Tumor allein bzw. das befallene Organ zur Gänze mit der näheren Umgebung entfernt werden soll. Auch die Strahlentherapie hat in letzter Zeit beachtliche Verbesserungen erfahren und ihr Anwendungsgebiet erweitert, da die früher aufgetretenen Strahlenschäden jetzt mit den modernen Geräten vermieden werden können.

Beide Behandlungsarten treffen nur den Tumor selbst, die ursächlich auch so wichtige allgemeine Krebsdisposition bleibt dabei allerdings unbehandelt. Außerdem weiß man, daß die sogenannte Radikaloperation (wenn der Tumor zur Gänze entfernt wird) mikroskopisch betrachtet in sehr vielen Fällen durchaus nicht radikal ist, d. h., daß Krebszellen vereinzelt oder in kleinsten Nestern im Körper zurückbleiben. Das bezeugen Untersuchungen im Operationsfeld und in seiner nächsten Umgebung: SMITH und Mitarbeiter (1956) nannten das Auffinden von Krebszellen im Operationsgebiet „Wound Seeding". In der Waschflüssigkeit aus der Wundfläche des Operationsfeldes nach größeren Krebsoperationen fanden sich in 43 Fällen von 100 untersuchten Patienten Tumorzellen und darüberhinaus bei 19 Kranken krebsverdächtige Zellen. Im gleichen Sinne ist auch ein Bericht von McGREW LAWS und COLE (1954) zu werten: Beim Dickdarmkrebs weisen Schleimhautabstriche noch in 25 cm Entfernung vom Tumor in 10% Krebszellen auf!

Dazu kommt noch, daß auch die Lymphabflußwege selbst bei krebsfreibefundeten Untersuchungen in Serienschnitten Krebszellennester finden lassen: Beim Brustkrebs sogar in 33,3% (!) (SAPHIR und AMROMIN, 1948). Beim Lungenkrebs fanden in Wien WENZEL und Mitarbeiter (1956) bei Radikaloperierten in 27% Metastasen, die erst durch die Obduktion (Leichenuntersuchung) aufgedeckt wurden.

Schließlich ist noch *die Möglichkeit der Krebszellenstreuung auf dem direkten Blutweg (hämatogen)* offen, die in Verbindung mit der Krebszellenausschwemmung (Metastasierung) *auf dem Lymphweg* je nach Sitz und Art des Tumors sehr verschiedene klinische Bilder machen kann.

Zum besseren Verständnis ist in diesem Zusammenhang noch anzuführen, daß *beim Krebs einer Brustdrüse bereits in 12,5% in der anderen Brust Krebszellen* festgestellt werden konnten. Wir wissen außerdem, daß sogar *beim beginnenden Mammakarzinom (Brustkrebs) in 20—24% der Fälle* szintigraphisch (durch radioaktive Substanzen) *Knochenmetastasen* nachgewiesen wurden!

Wenn wir auch einschränkend annehmen dürfen, daß nicht jede Krebszellenverschleppung gleichbedeutend mit der Ausbildung einer Metastase ist, wie in histologischen (feingeweblichen) Schnitten wiederholt nachgewiesen werden konnte, so scheint doch die Vernichtung von verschleppten Krebszellen nicht häufig zu sein, da wir sonst weniger Rezidive verzeichnen würden.

Aus all dem ersehen wir, daß *nach Krebsoperationen bzw. nach Bestrahlungen ein Therapieplan notwendig ist, der versucht, einerseits die weder durch die Operation noch durch eine lokale Bestrahlung beeinflußte Krebsbereitschaft zu behandeln und andererseits bemüht ist,* die irgendwo im Körper *versteckt verbliebenen Krebszellen zu vernichten* oder wenigstens unschädlich zu machen.

Derzeitiger Stand der Nachsorge nach Tumoroperationen

Man hat daher den Plan gefaßt, die nach Operationen im Körper restierenden Tumorzellen durch sogenannte Cytostatica (das sind Giftstoffe, die Krebszellen schädigen, bzw. auch vernichten, aber leider auch normale Zellen nicht verschonen), unschädlich zu machen. Im Rahmen einer Nachsorgetherapie wurde erstmals in Wien bereits im Jahre 1951 der Einsatz von Cytostatica empfohlen. DENK und Mitarbeiter (Wien) haben dann zwei Jahre später beim Lungenkrebs als Nachbehandlung nach der Operation Cytostatica verwendet. Es ist ein großes Verdienst der Forschung der pharmazeutischen Industrie in den vergangenen 30 Jahren, immer besser verträgliche und vor allem wirksamere Cytostatica entwickelt und auf den Markt gebracht zu haben.

Trotzdem ist es bis jetzt nicht gelungen, die Hoffnungen, die in die Cytostatica-Nachbehandlung in der jetzigen Form gesetzt wurden, einigermaßen zu erfüllen, wie die traurigen Statistiken zeigen.

Denn durch diese Giftstoffe wird die ohnehin schon schlechte Reaktionslage des Krebspatienten noch mehr geschädigt: So wurde auch in vielen Untersuchungen im Tierversuch nachgewiesen, daß die Cytostatica den Boden für das Angehen von Tumoren richtig aufbereiten, also eine entsprechende Immunsuppression (Schwächung der Reaktionslage) herbeiführen. Im Lauf der Jahre hat sich gezeigt, daß gewisse Organkrebse, wie Hypernephrom (Nierenkrebs) oder der bösartige Magentumor praktisch auf Cytostatica nicht ansprechen. Andere wieder, wie der Brustkrebs, lassen nur vor der Menopause (Aufhören der Regel), wenn bereits mehrere Drüsenmetastasen vorliegen oder der Lungenkrebs nur bei einem bestimmten histologischen Aufbau (der kleinzellige Typ) eine Besserung durch Cytostatica erkennen.

Andererseits überrascht es nicht, daß gewöhnlich nur in den ersten drei bis vier Jahren ein Erfolg bezüglich Rezidivfreiheit und Absterbeziffer beobachtet wurde, aber nach dieser Zeit die ohnehin in ihrer Reaktion schon mehr oder weniger stark herabgesetzte und belastete Abwehrbereitschaft den Giftstoffen nicht länger standhalten konnte. So kommt es dann leider zum vorzeitigen bösen Ende.

Meistens sind die Ergebnisse nach vier Jahren schlechter als ohne Behandlung, wie verschiedene Veröffentlichungen vor Augen führen.

So schreibt BRUNNER in seinem Buch, das sich auf die Zusammenarbeit vieler Schweizer Kliniken stützt: „Die nichtchirurgische Behandlung des Bronchus-Karzinom." „Es scheint somit, daß Endoxan *) nicht nur das Rezidiv begünstigt hat, sondern daß dieses auch im Durchschnitt der Fälle zu einem früheren Zeitpunkt aufgetreten ist, als in der Kontrollgruppe. Das gleiche gilt für den Zeitpunkt des Todes nach der Operation."

Zu einem ähnlich negativen Resultat kommt beim Brustkrebs eine englische Studie aus London, die über 2700 Patienten erfaßt hat: (POWLES und Mitarbeiter, 1980) **): "Overall survival of patients with primary breast cancer has not improved in the ten years, despite increasing use of multiple-drug chemotherapy for treatment of metastases" ***).

So ist es nicht verwunderlich, daß die Cytostaticatherapie nach Krebsoperationen, die unter dem Namen adjuvante Chemotherapie in die Literatur eingegangen ist, von vielen derzeit abgelehnt wird.

Lediglich bei einigen malignen Tumoren: Beim Chorionepitheliom (in Europa und USA seltener Krebs der Plazenta — Mutterkuchen), beim Drüsenkrebs (malignes Lymphom) und beim Muttermalkrebs (Melanom) sind erfreuliche Lebensverlängerungen, ja praktische Heilungen durch Cytostatica festzustellen. Hier wären auch die einer Heilung gleichkommenden Ergebnisse bösartiger Erkrankungen im Kindesalter (wie kindliche Leukämie und der Wilms Tumor — Nierenkrebs) durch Cytostatica zu nennen.

---

*) Endoxan ist ein bekanntes Cytostaticum.

**) POWLES, T. J. und Mitarbeiter: Failure of chemotherapy to prolong survival in a group of patients with metastatic breast cancer. The Lancet (1980), 580—582.

***) „Die gesamte Überlebenszeit der Patientinnen mit primärem Brustkrebs wurde in den letzten zehn Jahren nicht verbessert, trotz zunehmendem Einsatz vielfältiger Chemotherapie (also Cytostatica) zur Behandlung von Metastasen."

Hingegen konnten für die große Mehrzahl der bösartigen Tumoren keine Beweise erbracht werden, daß die postoperative (nach einer Operation) Cytostaticaapplikation (auch Polychemotherapie genannt) in der bisherigen Anwendungsart einen merkbaren Fortschritt erzielt hätte.

Wir müssen also leider zur Kenntnis nehmen, daß durch die „Nur-Cytostaticatherapie" weder die Zahl der Todesfälle noch die Anzahl der Rezidive bis jetzt entscheidend reduziert werden konnte.

Optimisten sprechen davon, daß die adjuvante Chemotherapie noch im Fluß sei, und man geduldig auf besser wirksame Cytostatica warten müsse, um dann vielleicht auch zahlenmäßige Erfolge vorweisen zu können.

Realisten lehnen die jetzige Form der Cytostaticatherapie als Nachsorge nach Krebsoperationen (ausgenommen die oben angeführten Krebsformen) mangels an Erfolgen ab und fordern den Einsatz neuer pathogenetisch (der Krankheitsentstehung entsprechend) fundierter Wege für die im Therapieplan nicht mehr wegzudenkende Nachsorge nach Krebsoperationen. Wenn man außerdem überlegt, daß von den meisten Onkologen (Krebsärzte) nicht nur kein befriedigender Erfolg gemeldet werden kann, sondern sogar noch Verschlechterungen in Kauf genommen werden müssen, dann drängt sich doch ganz energisch der Gedanke auf, um nicht zu sagen, die moralische Verpflichtung, *die „Nur-Cytostaticatherapie" nach Krebsoperationen in der jetzigen Form einzustellen.*

Primum non nocere — Oberstes Prinzip auf keinen Fall schaden!

Da die generelle Karzinomdisposition fast allgemein Anerkennung gefunden hat und ihre wesentliche Eigenschaft als Hypoergie (Immunschwäche) mehr oder weniger bestätigt gilt, hat man auch die Notwendigkeit ihrer Behandlung eingesehen und reaktionssteigernde Maßnahmen versucht.

Die ganze Thematik dieses Problems wurde von Spezialisten analysiert und in Tierexperimenten eine Klärung angestrebt:

Man unterscheidet: Eine passive Immuntherapie (Verabreichung von Antikörpern) und eine adoptive Immunbehandlung (im wesentlichen Einverleibung immunkompetenter Zellen — d. h. gewisser Blutzellen, die nur Tumorzellen angreifen) und schließlich die aktive Immuntherapie, die in einer unspezifischen Reizung und in einer Applikation von Tumorantigenen — abgetöteten Tumorzellen — besteht.

Es würde zu weit führen, näher darauf einzugehen, nur soviel sei gesagt, daß für die Behandlung beim menschlichen Krebs derzeit nur die unspezifische Reizung bzw. Stärkung der Reaktionsverhältnisse in Frage kommt. Aber weder abgetötete Bakterien, wie BCG (*B*acillus *C*almette-*G*uérin), Bordetella pertussis oder Corynebacterium parvum noch Tumorzellenextrakte konnten beim menschlichen Karzinom befriedigen.

Auch der Einsatz von Neuramidase (ein bestimmtes Ferment) sowie der sogenannte Transferfaktor der Leukozyten (weißen Blutkörperchen) haben den Erwartungen nicht entsprochen. Ja, gewisse Formen der Immuntherapie, wie sie hier kurz angeführt wurden, sind sogar mit nicht ungefährlichen Risken behaftet:

Es besteht die Gefahr, daß ein Enhancement erzeugt wird und onkogene (krebserregende) Viren übertragen werden. Unter *Enhancement* versteht man das Phänomen der Wachstumsförderung, die durch Applikation von abgetötetem Tumorgewebe oder anderen Immunreizstoffen ausgelöst wird. Zur Zeit bestehen also keine greifbaren Fakten, die den Einsatz der sogenannten Immuntherapie beim Menschen empfehlenswert erscheinen lassen bzw. überhaupt rechtfertigen. So versteht man vollkommen, wenn ein Kenner dieses Problems wie WARNATZ (1978) zusammenfaßt:

„Daß die Immuntherapie beim Menschen aufgrund umfangreicher kontrollierter Studien der letzten Jahre die Überlebenszeit von Tumorpatienten nicht signifikant verlängert und auch die Rezidivfreiheit nicht sicher beeinflußt, das gilt auch für die Kombinationstherapie mit der Stimulation des Immunsystems bei gleichzeitiger Polychemotherapie.“

Neuer Vorschlag einer gezielten Nachbehandlung: „Kombinierte Hyperergisierungstherapie“ *) (reaktionssteigernde Kombinationsbehandlung)

Im Hinblick auf diese enttäuschenden Ergebnisse wurde der Ruf nach neuen Therapiemodellen verständlicherweise immer lauter. In Anlehnung an die Vorstellung über die Krebsentstehung wurde auch eine Nachbehandlung nach Krebsoperationen entwickelt, die den gestellten Forderungen weitgehend zu entsprechen trachtet.

Fürs erste muß eine grundlegende *permanente Umstimmung der hypoergischen (trägen) Krebsbereitschaft mit physiologischen Grundstoffen, wie Schilddrüsenhormon, Cholin und Vitaminen sowie eine gezielte Kost und gesunde Lebensführung* verlangt werden.

Sie wurde ausführlich im Kapitel Allgemeinbehandlung dargestellt.

Um auch der zweiten Forderung nachzukommen, die nach einer Operation häufig zurückbleibenden Krebszellenherde in einer gezielten Behandlung auszuschalten, wurde *ein neues Modell der Cytostaticaanwendung ausgearbeitet:*

In der Erkenntnis, daß die Cytostatica in der Proliferationsphase (Zellwucherung) der Zellen die größte Wirksamkeit zeigen, war es natürlich, vor der Cytostaticaanwendung Stoffe zu verabreichen, die die Zellteilung anregen und zu einer Kräftigung des Allgemeinzustandes beitragen, also gerade jene Medikamente zu geben, die wir sonst bei der Krebserkrankung wegen der Wachstumsimpulse fürchten. Das sind allen voran die Gruppe der B-Vitamine. Damit wird ein günstiges

*) STÖGER R.: Gezielte interne Nachbehandlung nach Brustkrebsoperationen. (Kombinierte Hyperergisierungstherapie), Krebsgeschehen 3 (1976), 50—58.

Vorfeld für die folgende Cytostaticaanwendung hergestellt, ganz im Gegensatz zu der bisher üblichen (die Abwehr schädigenden) Cortisonapplikation, die sehr häufig mit cytostatischer Medikation verbunden wird; denn die Wirksamkeit der Cytostatica selbst dürfte bei gleichzeitiger Cortisonanwendung wegen der bekannten Proliferationshemmung, also weniger Zellen im empfindlichen Teilungsstadium, geschmälert werden.

Die Proliferation-Anregung erfolgt drei bis sieben Stunden vor der eigentlichen Cytostaticaverabreichung. Dadurch war es möglich, mit kleineren Dosen der Giftstoffe auszukommen und nicht, wie bisher, den Patienten mit geballter Dosierung in seiner Reaktionslage noch weiter zu schädigen. Diese Cytostatica werden nur an zwei Tagen hintereinander verabreicht und nicht wie bisher gewöhnlich an vier bis sechs Tagen oder gar in hochkonzentrierter Form an einem einzigen Tag.

Während bei hohen Dosen gewöhnlich sehr heftige Unverträglichkeitserscheinungen: starke Übelkeit, Erbrechen, Verlust der Kopfhaare auftreten, kam es bei unserer verminderten Dosierung an den zwei Tagen, abgesehen von kleiner Übelkeit, selten zu unerfreulichen Nebenerscheinungen. Auch das Absinken der Leukozyten (weiße Blutkörperchen), das nach Cytostatica immer eintritt, hielt sich stets in ungefährlichen Grenzen.

Ursprünglich haben wir zur Anregung der Zellteilung bzw. zur aktiven Umstimmung künstliches Fieber erzeugt und anschließend Cytostatica verabreicht (1951). Aus verschiedenen Gründen, deren Erläuterung den Rahmen dieser Darstellung überschreiten würde, wenden wir jetzt Fieber nur in besonderen Fällen an.

Durch die Zellzerstörung der Cytostatica entstehen natürlich Abfallprodukte, die im wesentlichen ein Ansteigen der Harnsäure im Blut zur Folge haben. Um den Körper von dieser Belastung möglichst rasch zu befreien, wird die zwei folgenden Tage nach der Cytostaticaverabreichung ein harntreibendes Mittel und zur leichteren Ausscheidung reichlich Flüssigkeit empfohlen.

Unter dem Hinweis, daß die an zwei Tagen verabreichten Cytostatica, natürlich je nach Größe und Lage des Tumors, des histologischen Aufbaus sowie der allgemeinen Abwehrlage nur einen Teil der Krebszellen vernichten, einen Teil schädigen und den größeren Teil völlig vital (ohne merkbaren Schaden) belassen, haben wir zusätzlich nach den Cytostatica Eiweiß auflösende Enzyme (Stoffe, die chemische Reaktionen auslösen), Wobe Mugos-Klistiertabletten (Mucos, Grünwald bei München), eingesetzt, um den Effekt der Cytostatica ohne Belastung des Gesamtorganismus noch aufzustocken. Diese Enzyme sind ungiftig und sind imstande, selektiv (bevorzugt) Krebszellen aufzulösen, wie in Untersuchungen in Gewebekulturen nachgewiesen werden konnte (WOLF und RANSBERGER, 1970, u. a.).

Sie sind daher nach einer Cytostaticaanwendung geradezu unersetzliche Hilfsmittel, auf die man nicht verzichten soll. Es ist schon rein theoretisch kaum zu widerlegen, und die ärztliche Praxis bestätigt, daß diese Enzyme in höheren Dosen vor allem geschädigte Tumorzellen gänzlich unschädlich machen.

So ist zu erwarten, daß dadurch viele der bereits durch Cytostatica angeschlagenen Tumorzellen, die sich ohne den Enzymeinsatz wieder erholen könnten und dann gegen Cytostatica resistent werden könnten, endgültig vernichtet werden.

Also: Im Verband dieser Cytostaticaapplikation leisten diese Enzyme ohne Schädigung der Immunlage sicherlich Gutes und sind in dem geplanten Therapierahmen eigentlich nicht ersetzbar.

In der Praxis wird die kombinierte Cytostatica-Enzym-Anwendung entsprechend der oben dargelegten Überlegungen in vier Phasen abgewickelt.

Die Behandlung soll bereits 8—14 Tage nach der Operation begonnen werden; bei wesentlich längerem Zuwarten muß man mit einer entscheidenden Verschlechterung der Prognose rechnen.

Kombinierte Cytostatica-Enzym-Therapie *):

1. Tag:

I. Phase: Anregung der Zellproliferation (Zellwucherung).
Um der folgenden Cytostaticaapplikation eine bessere Wirkungsmöglichkeit zu bieten, werden proliferationsanregende Stoffe verabreicht.

II. Phase: Cytostaticaapplikation:
3—8 Stunden nach Phase I. werden verschiedene Cytostatica je nach Art und Lage des Tumors gegeben.

2. Tag: wie 1. Tag.

3. Tag:

III. Phase: Dehydratation (Entwässerung) und Purifikation (Reinigung):
Es wird reichlich Flüssigkeit und am Morgen eine harntreibende Substanz verordnet, um die durch die Zellzerstörung der Cytostatica auftretenden Abfallstoffe rascher auszuscheiden.

IV. Phase: Enzym-Anwendung:
Am Abend des gleichen Tages werden in einem Bleibeeinlauf (kleiner Einlauf in den Mastdarm, der im Darm bleiben soll) Wobe-Mugos Enzyme in höheren Dosen gegeben.

4. Tag: wie 3. Tag.

Natürlich müssen diese cytostatischen Stöße (zwei Tage) mehrmals in Abständen von 8—14 Tagen wiederholt werden, um den gewünsch-

*) STÖGER R.: Zur Notwendigkeit und Durchführung gezielter interner Nachbehandlung des operierten und bestrahlten Brustkrebses (Kombinierte Hyperergisierungstherapie), D. Prakt. Arzt: 385 (1979), 127—134.

ten Erfolg zu erzielen. In der Zwischenzeit muß die Basistherapie, die während der kombinierten Cytostatica-Enzym-Anwendung unterbrochen wird, fortgesetzt und dann permanent weitergeführt werden.
Je nach Stadium der Erkrankung werden vier bis sieben derartige Cytostaticaanwendungen vorgenommen.

Dieses Schema stellt natürlich nur einen prinzipiellen Behandlungsplan dar, der bei Einhaltung der vier Phasen sicherlich individuelle Anpassungen möglich macht und, wie schon gesagt, nach Art des Tumors auch in der Auswahl der cytostatischen Stoffe gezielt variiert werden muß.

Die Cytostaticatherapie ist also in dieser geschilderten Form in sechs bis zehn Wochen abgeschlossen, während die ungiftige aufbauende Basisbehandlung dauernd beibehalten werden muß.

Im Gegensatz dazu wird derzeit die schädigende und belastende Cytostaticaanwendung als „Nur Cytostaticatherapie" ohne ständige, aufbauende und die allgemeine Krebsbereitschaft günstig beeinflussende Basisbehandlung in verschiedenen Abständen (6—12 Wochen) zwei bis drei Jahre (!) fortgesetzt und natürlich wird jedes Mal eine neuerliche Schädigung des Abwehrapparates herbeigeführt.

Auch sei noch erwähnt, daß die kombinierte Cytostatica-Enzym-Therapie selbstverständlich nur von einem onkologisch geschulten Arzt bzw. von einem Tumorzentrum ambulant (ohne Krankenhausaufenthalt) vorgenommen werden kann.

Lediglich zum Verständnis der Notwendigkeit dieser Therapie wurden die theoretischen Grundlagen und der praktische Weg kurz geschildert.

Zusammenfassend sollen nochmals die wesentlichen Vorteile der hier dargelegten Phasen-Cytostaticaanwendung, die im Verein mit der Basisbehandlung wegen ihrer grundlegenden Wirkung als „kombinierte Hyperergisierungstherapie" bezeichnet wird, aufgezählt werden:

1. Wesentlich geringere Dosis der Cytostatica, dadurch verminderte Belastung des Organismus.
2. Aufbauende Vorbereitung durch Proliferation anregende Stoffe.
3. Durch den Enzym-Einsatz werden ohne Verschlechterung der Immunlage auch die durch die Cytostatica nur geschädigten Zellen vernichtet und eine Resistenzbildung der Tumorzellen gegen Cytostatica eher verhindert, wie sie bei der mehrjährigen „Nur-Cytostaticatherapie" nicht selten anzutreffen ist.
4. Schließlich das Wichtigste: die wesentlich besseren Therapieresultate, die wir bisher beim Brustkrebs erzielen konnten.

Wir haben den Brustkrebs deshalb gewählt, weil diese Krebsart in dem Krankenhaus, wo die genannte Behandlung durchgeführt wurde, am häufigsten zu beobachten war.

Freilich sind die Zahlen zu klein, um als schlüssiger Beweis angesprochen zu werden und außerdem können wir nur einen historischen Vergleich vorlegen, d. h. unsere Ergebnisse mit anderen Veröffentlichungen vergleichen. Da aber der Unterschied so signifikant ist, wird man auch einen sogenannten historischen Vergleich kaum ablehnen können.

Die folgenden Ergebnisziffern legen ein beredtes Zeugnis über den praktischen Wert der „Kombinierten Hyperergisierungstherapie" ab *).

Erzielte Ergebnisse

Siehe Tabellen 13, 14 und 15!

Aus umseitigen Tabellen läßt sich eindeutig erkennen, daß die Zahl der Rezidive und auch der Todesfälle entscheidend geringer ist (Rezidive jeweils die Hälfte bis fast ein Zehntel) verglichen mit den Resultaten, die bisher im Schrifttum mitgeteilt wurden.

Bei dem Stillstand bzw. bei dem kaum merkbaren Fortschritt der Behandlungsergebnisse der letzten 30 Jahre — wir haben darauf schon hingewiesen — fordern die Tabellen geradezu heraus, im Interesse der Krebspatienten, wenigstens versuchsweise die „kombinierte Hyperergisierungstherapie" in größerem Rahmen durchzuführen.

Es ist klar, daß in der praktischen Medizin nur der Erfolg Wert besitzt und nicht die Größe des Krankheitsblattes und die Zahl der erhobenen Befunde und schon gar nicht die Aufwendigkeit einer therapeutischen Methode.

Für den Patienten ist allein seine Heilung oder wenigstens eine entscheidende Besserung maßgebend, was leider heute manchmal zu wenig bedacht wird; eine möglichst umfangreiche Befunderhebung bzw. eine übertriebene Pharmakotherapie — für jedes Symptömchen ein Böhnchen — ohne persönliche Aussprache über Diät und sonstige Lebensführung wird kaum den erhofften Fortschritt bringen. (Nach einer amerikanischen Studie sind nur 5% der erhobenen Befunde für die Erstellung der Diagnose notwendig!)

Der Ruf nach Reformierung der klinischen Medizin wird daher verständlicherweise immer lauter und die Forderung nach mehr Menschlichkeit wird immer größer.

Helfen muß oberstes Prinzip des Arztes sein: D. h. auch einfache Mittel müssen zum Einsatz kommen, und neue Methoden sollen angewendet werden, auch wenn die erwünschte Wirkung noch nicht restlos bewiesen werden kann, aber doch wenigstens aus vielen Beobachtungen deutlich wird.

Erstrebenswertes Ziel ist es, den gewünschten Effekt einer Therapie

---

*) Für eine Subvention zur Durchführung dieser Therapie sei dem Magistrat der Stadt Wien und dem Herrn Landessanitätsdirektor Hofrat Dr. E. JUNKER gedankt.

Tabelle 13: **Anzahl der Rezidive bzw. Metastasen nach Brustkrebsoperationen**

Aus dem evangelischen Krankenhaus in Wien (Chirurgische Abteilung)
Vorstand: Primarius Med.-Rat Dr. Ludwig ZIMMERMANN *)

	Nach Strahlentherapie ohne interne Nachbehandlung (ZIMMERMANN u. Mitarbeiter: Krebsarzt 4, 1968, 229)		Nach gezielter interner Nachbehandlung „kombinierte Hyperergisierungstherapie"	
	Gesamtzahl: 83		Gesamtzahl: 119	
Im 1. Jahr:	37 Fälle = 44,5%	:	6 Fälle = 5 %	
Im 2. Jahr:	12 Fälle = 14,4%	:	9 Fälle = 8,7%	(103)
Im 3. Jahr:	13 Fälle = 15,6%	:	4 Fälle = 5,4%	(74)
Im 4. Jahr:	7 Fälle = 8,4%	:	0 Fälle = 0 %	(61)
Im 5. Jahr:	4 Fälle = 4,8%	:	1 Fall = 2,6%	(38)

Tabelle 14: **Anzahl der Exitusfälle nach Brustkrebsoperationen und angeschlossener „kombinierter Hyperergisierungstherapie"**

Im 1. Jahr:	Patientenanzahl: 119	— Exitusfälle: 2	= 1,7%
Im 2. Jahr:	Patientenanzahl: 103	— Exitusfälle: 2	= 1,9% und 1 Verkehrstod
Im 3. Jahr:	Patientenanzahl: 74	— Exitusfälle: 2	= 2,7%
Im 4. Jahr:	Patientenanzahl: 61	— Exitusfälle: 3	= 4,9% und 1 Herzinfarktexitus
Im 5. Jahr:	Patientenanzahl: 38	— Exitusfälle: 1	= 2,6%

Tabelle 15: **Überlebenszeit beim Brustkrebs**
(Nach Stadien eingeteilt)

Stadium I (T_1N_0—T_2N_0) nach 5 Jahren:	
Eigene Ergebnisse	100%
P. M. CARSTEN und F. SCHWARZE, Berlin 1978	88,9%
Stadium II (T_1N_1—T_2N_1) nach 5 Jahren:	
Eigene Ergebnisse	94%
P. M. CARSTEN und F. SCHWARZE, Berlin 1978	48,9%
Stadium III (T_1N_2—T_4N_3) nach 5 Jahren:	
Eigene Ergebnisse	81%
A. BASCHENOWA und P. BARWITENKO, 1977	44,7%

---

*) An dieser Stelle sei Herrn Primarius Med.-Rat Dr. Ludwig ZIMMERMANN für seine stets verständnisvolle Unterstützung bei der Durchführung der „Kombinierten Hyperergisierungstherapie" gedankt.

möglichst groß und dabei die Nebenwirkung bzw. unangenehmen Folgeerscheinungen möglichst klein zu halten.

Gerade in der Krebsfrage tritt dieses Problem klar zutage.

Abgesehen von dem großen Leid und den Schmerzen, die diese Geißel der Menschheit den Patienten und ihren Angehörigen bringt, ist auch die soziale und wirtschaftliche Bedeutung dieser Frage nicht zu unterschätzen. Viele Millionen muß der Staat für die armen Krebspatienten, im besonderen für viele Rezidive, mit langem Krankenlager ausgeben, die vielleicht durch neue Behandlungs- und Verhütungsmodelle erspart und für andere soziale Leistungen verwendet werden könnten.

Wenn auch die hier vorgeschlagene und empfohlene Methode einer aktiven Krebsprophylaxe und einer gezielten Nachbehandlung nach Krebsoperationen in der vorgeschriebenen Konsequenz noch nicht bewiesen werden kann, so müssen doch die wesentlich besseren, bisher anderswo nicht erreichten Resultate fast verpflichten, diesen neuen Weg zu beschreiten. Es geht einfach nicht anders, um hier vorwärtszukommen. Es war doch immer so, daß einmal der große Schritt getan werden muß: denn es liegt bereits jetzt eine klar fundierte theoretische Konzeption vor, die einfache Durchführung und ihre Gefahrlosigkeit steht außer Zweifel und schließlich können außergewöhnliche praktische Erfolgsresultate vorgelegt werden.

Auf jeden Fall soll man sich bezüglich der Krebsverhütung und nach Krebsoperationen nicht mit den bisher durchgeführten Methoden zufriedengeben, da sie einen entscheidenden Fortschritt vermissen lassen. Auch mehrmonatliche Kontrollen zur Früherfassung eines Rezidivs können das Gewissen, alles getan zu haben, nicht beruhigen. Vielmehr müssen alle Möglichkeiten ausgeschöpft werden, die eine Besserung in Aussicht stellen.

In der sicheren Hoffnung, daß die Zukunft zeigen wird, daß die hier gemachten Vorschläge nicht enttäuschen, sondern vielen die erwartete Hilfe bringen werden, soll mit dem Wunsch geschlossen werden:

Älter werden, aber ohne Krebs.

VII. ZUSAMMENFASSUNG

Man weiß heute, daß die Krebskrankheit eine Allgemeinerkrankung ist und den ganzen Organismus erfaßt, und die Krebsgeschwulst selbst gewissermaßen nur ein faßbares Projektionsbild an einer besonders geschädigten Stelle des Körpers darstellt.

Die bösartige Geschwulst wird auch maligner Tumor, Neoplasma, Malignom, *Karzinom* — bei Entartung der Deckzellen und *Sarkom* — bei Entartung von Bindegewebszellen genannt.

Der maligne Tumor ist durch schrankenloses, zerstörendes Wachstum in die Umgebung und durch Auftreten von Absiedelungen (Metastasen) charakterisiert.

Tumorzellen entwickeln sich aus körpereigenen Zellen, sie sind weitgehend selbständig (autonom) und unterscheiden sich nur in quantitativen Belangen von den Mutterzellen.

Über die Entstehung der Krebskrankheit existieren viele Anschauungen und Theorien. Sicher ist, daß Krebs nicht durch eine einzige Ursache ausgelöst wird, sondern durch das Zusammenwirken mehrerer Faktoren zustandekommt. Freilich das letzte Glied in der langen Kette der vielschichtigen Krankheitsentstehung kennen wir nicht.

Für die Praxis hat sich folgende Grundvorstellung bewährt:

Es wird heute allgemein angenommen, daß die Krebserkrankung beim Menschen durch das Zusammenwirken eines lokalen Reizfaktors und einer allgemeinen Krankheitsbereitschaft (generelle Karzinomdisposition) entsteht.

Der lokale Reizfaktor ist durch eine langdauernde Störung der Leistung und der Lebensäußerungen eines bestimmten Gewebsbezirkes charakterisiert. Er kann durch verschiedenste Ursachen ausgelöst werden wie z. B. durch thermische (Verbrennungen bzw. ihre Folgen), durch chemische, durch biologische (Bakterien und Viren) oder durch aktinische (durch Strahlenschäden) Einwirkungen.

Die generelle Karzinomdisposition ist im Wesen durch eine träge Reaktionslage (Immunschwäche — Hypoergie) mit alkalotischer Stoffwechseleinstellung (Abnahme der sauren Valenzen) gekennzeichnet, wobei die letzte Entwicklungsphase nicht selten einen überstürzten Verlauf nimmt.

Statistische Zahlen über Krebshäufigkeit lassen leider in den letzten 30 Jahren keinen nennenswerten Fortschritt erkennen. Alle Bemühungen, die Erkrankungsziffern maßgeblich zu reduzieren und die Zahl der Krebsheilungen zu vergrößern, haben mehr oder weniger versagt. Dieser Umstand verpflichtet, neue Wege in Erwägung zu ziehen: Statt der nichtbefriedigenden Krebsvorsorge eine aktive Krebsverhütung zu empfehlen und statt der bisher geübten Nachsorge nach Tumoroperationen in Form der „Nur-Cytostaticatherapie“ eine gezielte interne Nachbehandlung — die „kombinierte Hyperergisierungstherapie“ — anzuwenden, die bessere Resultate in Aussicht stellt.

In diesem Zusammenhang interessiert die Frage: Wer ist krebsgefährdet? Bei kritischer Analyse aller dieses Problem betreffenden Faktoren kann man doch vielversprechende Hinweise aus Krankengeschichte, Lebensführung und ärztlicher Untersuchung zusammenstellen, die der Beantwortung dieser Frage sehr nahekommen. Freilich, wie bei jeder Erkrankung, sind auch hier Grenzen gesetzt, aber für die Praxis können doch wertvolle Angaben gemacht werden, die dem einzelnen gestatten, eine richtungweisende Aussage über einen mehr oder weniger gefährlichen Status bezüglich Krebsgefährdung zu machen.

Aus der Vorstellung, daß die Krebserkrankung durch das Zusammenwirken eines lokalen Faktors und einer allgemeinen Krankheitsbereitschaft entsteht, läßt sich unschwer der erforderliche Therapieplan ableiten:

1. *Ausschaltung des lokalen Faktors,* also des Tumors selbst, durch Operation oder Bestrahlung.
2. *Permanente Behandlung der allgemeinen Krebsbereitschaft,* die durch die lokale Therapie nicht berührt wird.

Der erste Faktor wird in einer Vollendung wahrgenommen, daß dazu nichts mehr zu sagen ist. In multidisziplinärer Zusammenarbeit wird der Tumor je nach Art und Sitz durch Operation oder Bestrahlung ausgeschaltet. Der zweite Faktor ist bisher praktisch nicht behandelt worden. Man hat lediglich versucht, durch Cytostatica nach einer Operation, die vielleicht noch im Körper zurückgebliebenen Krebszellen zu vernichten, ohne die generelle Karzinomdisposition einer gezielten Behandlung zuzuführen. Die damit erzielten Erfolge sind bescheiden, wenn überhaupt merkbar. Auch die Versuche einer sogenannten Immuntherapie, die sich die Behandlung der Immunschwäche zum Ziel gesetzt haben, haben bisher in der menschlichen Praxis keine nachweisbare Verlängerung der Lebensdauer und Rezidivfreiheit zustandegebracht. Von der „Nur-Cytostaticabehandlung“ sind nur in den ersten 3—4 Jahren geringgradige Besserungen bekannt geworden, dann aber war der Organismus gewöhnlich außerstande, der belastenden und schädigenden Wirkung der cytostatischen Giftstoffe standzuhalten; in der Folge kommt es meistens zum vorzeitigen bitteren Ende.

So ist es verständlich, daß nach neuen Wegen gesucht wird, die sowohl für eine aktive Krebsprophylaxe als auch als Nachbehandlung nach Tumoroperationen erfolgreich eingesetzt werden können.

Hier bietet sich die aufgrund der Pathogenese (der Krankheitsentstehung entsprechende) entwickelte Basistherapie mit guten Erfolgsaussichten an. Diese Behandlung besteht im wesentlichen aus drei Faktoren:

1. Gemischte Kost (weitgehende Ausschaltung von tierischem Fett und Zucker — Bevorzugung säuernder Maßnahmen — Bedachtnahme auf pflanzliche Rohkost).
2. Sorge für täglichen Stuhl (Regelung der Stuhlverhältnisse).
3. Verabreichung der Grundstoffe: Schilddrüsenhormon, Cholin und der Vitamine A, E und C. Basierend auf dem gegensätzlichen Verhalten von Überfunktion der Schilddrüse und der Krebskrankheit und gewisser Eigenschaften der Tumorzellen selbst.

Schließlich wird auch noch ein neues Modell der Cytostaticaanwendung nach Krebsoperationen („Kombinierte Hyperergisierungstherapie") zur Vernichtung von vielleicht okkult zurückbleibenden Krebszellen vorgestellt, das weniger belastend ist als die derzeitige Polychemotherapie (Behandlung mit mehreren Cytostatica in hohen Dosen). Bei diesem neuen Modell wird die Cytostaticaanwendung in vier Phasen abgewickelt und nach gezielter Vorbereitung bei geringerer Dosierung als bisher üblich durch anschließenden Enzymeinsatz eine Aufstockung des Erfolges ohne Belastung des Abwehrapparates möglich gemacht. Die Cytostatica werden jeweils nur an zwei Tagen verabreicht.

Je nach Krankheitsstadium werden diese cytostatischen Stöße vier bis sieben Mal in Abständen von 8—14 Tagen durchgeführt. Die Wahl und Dosis der Cytostatica richtet sich nach Sitz und Aufbau des Tumors.

Beim Brustkrebs haben wir die ersten Erfahrungen mit dieser Behandlung gesammelt. Die dabei erzielten Resultate sind wesentlich besser als die im Schrifttum mitgeteilten Zahlen: Jeweils die Hälfte bis fast ein Zehntel der Rezidive bzw. Todesfälle verglichen mit anderen Ergebnissen aus der Literatur.

Es wäre im Interesse der unzähligen Krebsgefährdeten und Krebspatienten wünschenswert, wenn die hier geschilderte Vorstellung einer aktiven Krebsverhütung aufgegriffen und propagiert würde bzw. auch die „kombinierte Hyperergisierungstherapie" in größerem Rahmen zum Einsatz käme. Besteht doch berechtigte Aussicht, daß durch diese neuen Wege ein Schritt vorwärts in der Krebsbekämpfung möglich wird.

Im Hinblick darauf darf die Hoffnung ausgesprochen werden, daß in Zukunft der Wunsch: „Älter werden — aber ohne Krebs" durch die gemachten Vorschläge für viele Wirklichkeit wird.

VIII. LITERATUR

1. BAUER, K. H.: Das Krebsproblem, J. Springer Verlag 1963.
2. BRUNNER, K. W.: Die nicht-chirurgische Behandlung des Bronchus-Karzinom, Verlag Hans Huber, Bern — Stuttgart — Wien.
   BRUNNER, K. W. und NAGEL, G. A.: Internistische Krebstherapie. Springer Verlag, Heidelberg — New York (1979).
3. BRÜSCHKE, G.: Thesaurus Reihe. Moderne Altersforschung, VEB Verlag Volk und Gesundheit, Berlin 1974.
4. CREMER, H. D.: Die große Nährwert-Tabelle. GU Ratgeber. Gräfe und Unzer Verlag, München.
5. DOLD, Ulrich, W. und SACK, Horst: Praktische Tumortherapie. Die Behandlung maligner Organ-Tumoren und Systemerkrankungen. Georg Thieme Verlag, Stuttgart 1980.
6. ERICSON, Richard, B. S. J. D.: Cancer Treatment. Why So Many Failures? What You Can Do About It. GE-PS Cancer Memorial Publisher, Box 614, Park Ridge, Illinois 60068.
7. FISCHER-WASELS, B.: Wege zur Verhütung der Entstehung und Ausbreitung der Krebskrankheit. Berlin. Verlag von Julius Springer.
8. GRAF, Hans: Das Problem der körpereigenen Abwehr beim Krebswachstum. Dr. Alfred Hüthig Verlag, Heidelberg, 1969.
9. GROSSE, Hans: Krebssyntropien. VEB Gustav Fischer Verlag, Jena 1960.
10. HAMBSCH, K., H. J. KLUGMANN: Klinische Onkologie. Gustav Fischer Verlag, Stuttgart 1971.
11. HANCK, A. and RITZEL, G.: Re-evaluation of Vitamin C. Verlag Hans Huber, Bern — Stuttgart — Wien, 1977.
12. HASS, Ernst: Karzinom und Entzündung im Rahmen allgemeinbiologischen Geschehens. Johann Ambrosius Barth-Verlag, Leipzig.
13. HERBERGER, W.: Behandlung und Pflege inoperabler Geschwulstkranker. Theodor Steinkopff, Dresden und Leipzig, 1960.
14. HUBER, H., SENN, H. J., FALKENSAMMER, M.: Adjuvante zytostatische Chemotherapie. Hämatologie und Bluttransfusion, Bd. 22. Springer Verlag, Berlin — Heidelberg — New York, 1978.
15. KÄRCHER, K. H.: Krebsbehandlung als interdisziplinäre Aufgabe. Springer-Verlag, Berlin — Heidelberg — New York, 1975.
16. Kongreßbericht Kassel 1978: Neue Aspekte der Krebsbekämpfung. Redaktion: Ernst Krokowski. Georg Thieme Verlag, Stuttgart.
17. MAR, L. und KLEINE, Prof. O. H. O.: Krebsdiät. Walter Hädecke Verlag, Weil der Stadt.
18. MARTZ, G.: Die hormonale Therapie maligner Tumoren. Springer-Verlag, Berlin — Heidelberg — New York, 1968.
19. MAUGH, Thomas H. und MARX, Jean L.: Zerstörendes Wachstum. Entstehung und Behandlung des Krebses. Deutsche Übersetzung von Eberhard und Helga Harbers. Georg Thieme Verlag, Stuttgart 1979.

20. OESER, Heinz: Krebs: Schicksal oder Verschulden. Georg Thieme Verlag, Stuttgart 1979.

21. PETROV, N. N.: Cancer, Pergamon Press, Oxford — London — New York — Paris, 1962.

22. PRISCHING, A.: Die Therapie des Magenkarzinom. Urban u. Schwarzenberg, München — Wien — Baltimore 1980.

23. RAPAPORT, S. M.: Medizinische Biochemie, 6. Auflage. VEB Verlag Volk und Gesundheit, Berlin 1977.

24. Vitamin Compendium „Roche", Hoffmann-La Roche, Basel 1970.

25. SCHALL, Hermann: Nahrungsmittel-Tabelle, 19. Auflage. Johann Ambrosius Barth Verlag/Leipzig, 1967.

26. SCHEIBE/WAGNER/BOKELMANN: Krebsnachsorge. Urban u. Schwarzenberg, München — Wien — Baltimore 1980.

27. SCHMÄHL, D.: Entstehung, Wachstum und Chemotherapie maligner Tumoren. Editio Cantor/Aulendorf i. Württemberg, 1970.

28. SÜSS, R., KINZEL, V., SCRIBNER, J. D.: Krebs. Experimente und Denkmodelle. Heidelberger Taschenbücher, Springer Verlag, 1970.

29. STÖGER, R.: Vorschlag zu einer leicht durchführbaren Krebsprophylaxe. Verlag Wilhelm Maudrich, Wien 1949.

30. WARNATZ, H.: Tumor-Immunologie. Georg Thieme Verlag, Stuttgart 1975.

31. WOLF, M. und RANSBERGER, K.: Enzymtherapie. Wilhelm Maudrich Verlag, Wien 1970.

32. ZABEL, Werner: Die interne Krebstherapie und die Ernährung des Krebskranken. Bircher-Benner Verlag GmbH., Bad Homburg v. d. H. und Erlenbach, Zürich 1979.

SACHVERZEICHNIS